Die 12 Sichtweisen auf Drogen und Genußmittel

Entwürfe für die Zukunft – Band 10

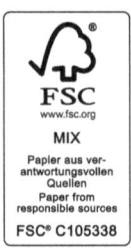

Kontakt: www.HarryEilenstein.de
Harry.Eilenstein@web.de
Harry Eilenstein bei youtube

Verlag: BoD · Books on Demand GmbH, Überseering 33, 22297 Hamburg, bod@bod.de
Druck: Libri Plureos GmbH, Friedensallee 273, 22763 Hamburg

ISBN: 978-3-7693-5308-2

Inhaltsübersicht

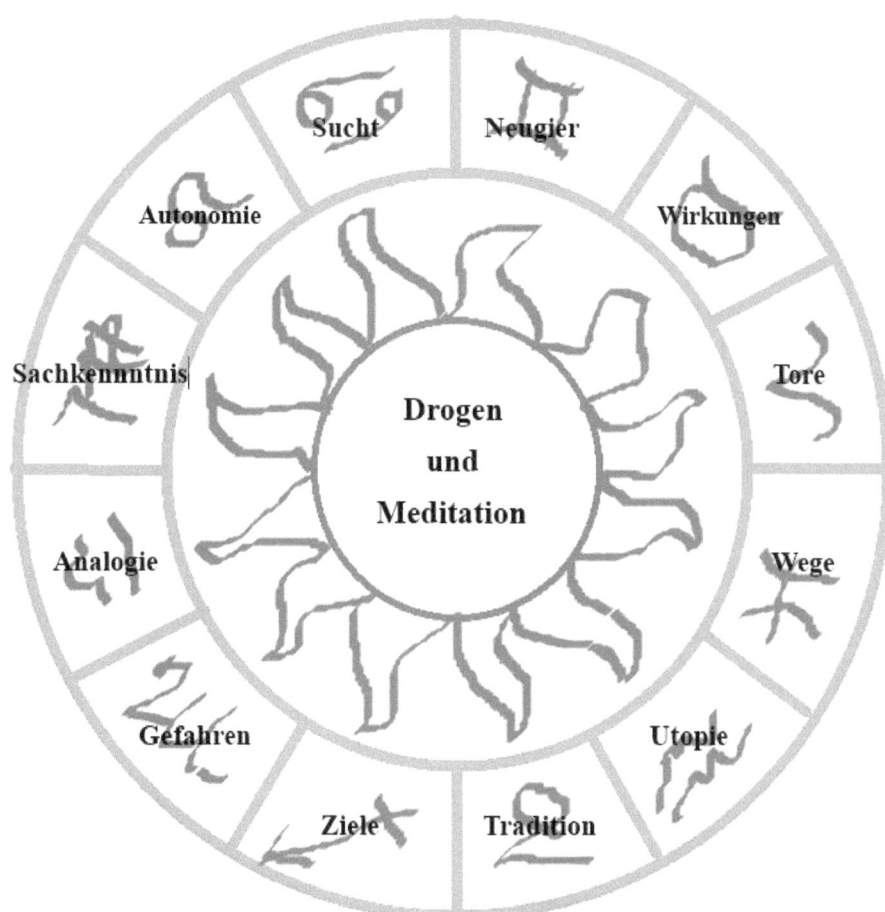

Warum 12?

Alle Bücher dieser Reihe haben genau 12 Kapitel – was sich ja auch in den Titeln dieser Bücher widerspiegelt. Warum?

In diesen Büchern wird der Tierkreis als Matrix von 12 verschiedenen Sichtweisen auf die Welt verwendet, um das Thema des Buches möglichst umfassend in 12 Kapiteln zu betrachten. Dadurch wird eine ausgewogenere, umfassendere und tiefere Einsicht in das jeweilige Thema erlangt als es ohne ein solches Raster, ohne eine solche Matrix möglich wäre.

Der Tierkreis wird in dieser Buch-Reihe als Forschungs-Hilfsmittel benutzt, durch das die Einseitigkeiten in der Betrachtung zumindest vermindert werden können. Weiter-hin werden durch dieses Vorgehen diese 12 Sichtweisen auch als Ergänzungen zueinander, als organische Teile eines Ganzen deutlich.

Die Inspiration zu diesem Vorgehen stammt aus Hermann Hesses Roman „Das Glasperlenspiel", für das er 1946 den Literatur-Nobelpreis erhielt. In diesem Roman beschreibt er die öffentlichen Darstellungen von Übersichten und Gesamtbetrach-tungen, die mithilfe von verschiedenen allgemeinen Strukturen wie z.B. dem Ba Gua aus dem chinesischen Feng-Shui angefertigt und aufgeführt werden.

Diese Buch-Reihe ist ein Versuch, Hesse's Idee im ganz Kleinen konkret zu ver-wirk-lichen.

Die Blickwinkel der 12 Tierkreiszeichen sind:

♈	Widder:	Spontaner
♉	Stier:	Genießer
♊	Zwilling:	Neugieriger
♋	Krebs:	Familienmensch
♌	Löwe:	Egozentriker
♍	Jungfrau:	Handwerker
♎	Waage:	Schöngeist
♏	Skorpion:	Tiefgründiger
♐	Schütze:	Idealist
♑	Steinbock:	Realist
♒	Wassermann:	Theoretiker
♓	Fische:	Träumer

1. Tore

♈

Warum Drogen? Was macht Drogen für so viele Menschen so faszinierend?

Ganz einfach: Sie verändern den Zustand der Psyche. Droge genommen – anderer Zustand … und meistens besser, wenn auch nur vorübergehend.

Eine Droge ist wie ein auf die Psyche (und manchmal auch auf den Körper) wirkendes Medikament. „Droge" bedeutet wörtlich „Getrocknetes", womit „getrocknete Kräuter", also „Heilmittel" gemeint sind. Ein „Drogerie" ist also ursprünglich ein „Kräuterladen" gewesen.

Warum sind manche Drogen wie Tabak und Alkohol erlaubt und andere nicht? Das lässt sich nur aus der kulturellen Tradition heraus erklären…

Was der Gebrauch von Drogen am deutlichsten zeigt, ist, dass viele Menschen mit der Lebenssituation, in der sie sind, nicht zufrieden sind – oder über ihre Lage sogar völlig verzweifeln. Sie finden keinen Weg aus ihrer Misere und sehen daher nur noch die Flucht in eine andere Wirklichkeit, in der sie auf die verschiedensten Weisen vorübergehend ihre Lebenswirklichkeit vergessen können.

Die vielen Drogen, die von den Menschen genommen werden – Zigaretten, Alkohol, Haschisch, Ecstasy, Heroin und noch vieles andere – sind allerdings so verschieden, dass man sie nicht alle in einen Topf werfen kann.

Woher kommen eigentlich all diese Drogen? Woher wissen wir, wie sie wirken? Irgendwann hat sie jemand mal ausprobiert – vielleicht ein wagemutiger Widder – und hat es überlebt und dann den anderen erzählt, welche Wirkung die betreffende Pflanze hat. Drogen sind also lange Zeit ein „traditionelles Wissen" gewesen.

Wenn man noch keine „besonderen psychischen Zustände" erlebt hat, kann man sich die Wirkung von Drogen nicht vorstellen. Aber vermutlich kennen die meisten einen Alkoholrausch, eine Ohnmacht, eine Astralreise, eine Vergiftung oder ein ähnliches Erlebnis, das völlig aus dem Rahmen des üblichen herausfällt. Auf diese Weise fallen auch die vielen verschiedenen Drogenerlebnisse aus dem Rahmen des Normalen heraus. Vermutlich ist das auch ein wesentlicher Grund für das Verbot vieler Drogen – die Furcht, dass die normale Ordnung der Gesellschaft zusammenbrechen könnte.

Der Unterschied zwischen einer Droge und einem Medikament besteht nur darin, dass das Medikament eingenommen wird, um eine körperliche oder psychische Krankheit zu heilen und zu dem ersehnten Normalzustand zurückzukehren, während die Droge genommen wird, um den als unangenehm oder gar als unerträglich empfundenen Normalzustand zu verlassen und in einen besonderen Zustand zu gelangen.

Man kann die eigene Lebenssituation evtl. auch durch Arbeit, einen Umzug oder eine neue Beziehung verändern, aber das ist zum einen nicht immer möglich, und zum anderen ist eine solche Veränderung oft sehr anstrengend. Da ist es einfacher, ein Bier zu trinken oder ein Pfeifchen mit Hanf zu rauchen.

Dieses einfache „Droge genommen – anderer Zustand" ist vermutlich der Hauptgrund für die Einnahme von Drogen. Die Drogen sind Tore zu erwünschten Zuständen.

Drogen öffnen das Tor zu einem anderen psychischen Zustand.

---

2. Wirkungen

♉

Wenn man irgendetwas in Bezug auf Drogen verändern will, muss man die Drogen zunächst einmal verstehen – was bedeutet, dass man ihre Wirkung kennen muss. Diese Wirkungen sind keineswegs bei allen Drogen gleich, sondern sehr verschieden. Man kann sie nach ihrer Wirkung in zehn Kategorien einteilen. Natürlich haben die meisten Drogen mehrere dieser zehn Wirkungen, aber es gibt doch so gut wie immer eine Wirkung, die am ausgeprägtesten ist.

1. Entspannende bis betäubende Drogen

Diese Gruppe macht einen großen Anteil an den bekannten Drogen aus. Sie beginnen mit den Mitteln, die ganz einfach eine entspannende und entkrampfende Wirkung haben, und reichen über die schmerzlindernden Substanzen bis hin zu den Betäubungsmitteln, die bei Operationen verwendet werden.

a) **Baldrian** (Valeriana officinalis): Baldrian hat die gut bekannte beruhigende und einschläfernde Wirkung („Baldrian-Tropfen").

b) **Bittersüsser Nachtschatten** (Solanum dulcamara): Sie enthält in den Beeren viele psychoaktive Stoffe. Sie wurde im Mittelalter als Schmerzmittel verwendet.

c) **Schlafmohn** (Papaver somniferum): Schlafmohn wirkt – wie der Name schon sagt – beruhigend, einschläfernd und schmerzlindernd.

d) **Opium**: Opium wird aus dem Milchsaft der unreifen Samenkapsel des Schlafmohns gewonnen und wird daher auch „Mohnsaft" genannt. Opium enthält 37 Alkaloide, von denen Morphin mit einem Anteil von 12% das wichtigste ist. Morphin ist eines der stärksten bekannten Schmerzmittel. Es dient auch als Schlafmittel sowie als Beruhigungsmittel bei Depressionen. Es kann auch einen Rausch hervorrufen. In der Antike und im Mittelalter war es eines der wichtigsten Schmerzmittel. Zu den Langzeitschäden durch Opium gehören Abmagerung, Entkräftung, Kreislaufstörungen und Apathie. Bei einer Überdosierung tritt der Tod durch Atemlähmung ein. Opium macht sehr stark abhängig.

e) **Heroin**: Heroin wird aus dem Saft des Schlafmohns (Opium) hergestellt. Heroin macht sehr stark süchtig und die Gefahr einer tödlichen Dosis („Goldener Schuss") ist sehr groß, da bei Heroin von allen Drogen der Abstand zwischen wirksamer und tödlicher Dosis am geringsten ist. Heroin wirkt nicht nur schmerzblockierend, sondern zugleich auch euphorisierend.

f) **Kratom** (Mitragyna speciosa): Die Blätter des Kratombaumes werden als Rauschdroge und als Medikament verwendet. Kratom wirkt beruhigend und macht schmerzunempfindlicher. Die Wirkung von Kratom in Bezug auf Schmerzen ist dreizehnmal stärker als die von Morphin. Es besteht zwar keine Suchtbildung, aber als Entzugssymptome treten u.a. Wut, Anspannung, Trauer und Zittern auf, also die Gegen-Phänomene der beruhigenden Wirkung des Kratoms. Bei langanhaltendem Gebrauch tritt eine Abmagerung ein.

g) **Rispenblütriger Celastrus** (Celastrus paniculatus): Das Öl der Samen hat eine deutlich beruhigende und stressabbauende Wirkung.

h) **Benzodiazepine**: Diese oft kurz „Benzos" genannte Medikamentengruppe, von der viele verschiedene Varianten in Umlauf sind, wirkt angstlösend, beruhigend, Muskelentspannend, schlaffördernd bis betäubend, manche auch krampflösend (Antiepileptika) und auch schmerzstillend, amnesisch (die Erinnerung schwächend) sowie leicht stimmungsaufhellend bis euphorisierend (manchmal jedoch auch depressionsverstärkend). Sie sind auch ein Notfall-Mittel bei Epilepsie. Sie machen abhängig.

2. Anregende bis stärkende Drogen

Hier findet sich ein großer Anteil an Drogen, deren Funktion es ist, die physische und psychische Leistung zu steigern – was anschließend in den meisten Fällen zu Erschöpfungszuständen führt, da man durch diese Drogen die „stillen Reserven" des Körpers verbraucht, die sonst nur in Notfällen mobilisiert werden.

a) **Virginia-Tabak** (Nicotiana tabacum): Es werden pro Jahr ca. 7,4 Millionen t Tabak produziert. Den größten Anteil daran hat China mit 3,2 Millionen t, das sind 43% der Gesamtproduktion. Der Wirkstoff ist das Alkaloid Nicotin, das anregend wirkt, aber süchtig macht.

b) **Bauern-Tabak** (Nicotiana rustica): Dieses Nachtschattengewächs ist die andere der beiden Tabak-Sorten, die zum Rauchen verwendet werden. Der Bauern-Tabak hat einen sehr hohen Nikotin-Gehalt, der auch sein Hauptwirkstoff ist. Er ist anregend.

c) **Kaffee** (Coffea): Das Koffein im Kaffee wirkt anregend und hält wach. Der mäßige Genuss von Kaffee verlängert das Leben, schützt vor Depressionen, vermehrt aber auch durch seine anregende Wirkung die Neigung zu Angststörungen. In großen Mengen getrunken bewirkt Kaffee jedoch Konzentrationsstörungen, Hyperaktivität und Einschlafstörungen.

d) **Kakao** (Theobroma cacao): Kakao wirkt durch Koffein anregend.

e) **Guaraná** (Paullinia cupana): Die Guaraná-Früchte enthalten sehr viel Coffein und sind daher sehr anregend, steigern die Leistung und dämpfen Hungergefühle. Bei einer Überdosierung entstehen Reizbarkeit, Schlafstörungen, Herzrasen, Kopfschmerzen und Zittern.

f) **Tee** (Camellia sinensis): Der Hauptwirkstoff im Tee ist Koffein – die Wirkung ist daher anregend. Interessant ist, dass Grüner Tee die Wirkung von Antibiotika deutlich verstärkt.

g) **Kola** (Cola acuminata und Cola nitida): Der Hauptwirkstoff ist Koffein, das anregend, schmerzlindernd und aphrodisierend (luststeigernd) wirkt.

h) **Koka** (Erytroxylum coca): Koka enthält vor allem das Alkaloid Kokain, das ähnlich anregend wie Koffein wirkt. Koka hilft gegen Schmerzen, Hungergefühle, Müdigkeit und Kälte und es erleichtert das Atmen in großer Höhe. Durch den Zusatz von Kalk wird das Suchtpotential von Koka neutralisiert – in reiner Form macht Kokain jedoch sehr schnell süchtig. Ursprünglich enthielt Coca-Cola Kokain aus dem Coca-Strauch sowie Koffein aus der Kola-Nuss – deshalb der Name „Coca-Cola".

i) **Kava** (Piper methysticum): Kava wirkt entspannend, beruhigend, schmerzstillend, leicht euphorisierend, macht gesprächig, mindert Angst und Anspannung, bewirkt ein Wohlgefühl und fördert das klare Denken. Anschließend an den Genuss von Kava schlafen die meisten Menschen gut. Dies ist der typische „Gegeneffekt" nach der eigentlichen Wirkung einer Droge: anschließend an die Drogen-induzierte Aktivität gut schlafen = auf die Anregung folgt die Müdigkeit. Bei Langzeit-Genuss oder Überdosierung kommt es zu Leberschäden mit teils tödlichem Verlauf.

j) **Meerträubel** (Ephedra): Diese Pflanze wirkt durch Alkaloide anregend, stimulierend und leicht euphorisierend. Die Dosierung ist sehr schwierig, da die eine Pflanze das Hundertfache an Alkaloiden wie die andere Pflanze enthalten kann. Ephedrin ist die Grundlage für die chemische Droge Meth (Methamphetamin), die sehr toxisch ist und schnell abhängig macht.

k) **Bio-Ecstasy**: Bio-Ecstasy ist eine legale koffeinhaltige Mischung u.a. aus Guaraná und Meerträubel, die leicht aufputschend wie Energy-Drinks wirkt.

l) **Kath** (Catha edulis): Das Amphetamin Cathin im Kath wirkt leicht stimulierend und berauschend, steigert das Wohlgefühl und macht mitteilsamer, fröhlicher und wacher, weshalb Kath meistens in Gruppen konsumiert wird. Nach etwa zwei Stunden treten jedoch eine Erschöpfung und eine depressive Verstimmung ein. Bei Dauerkonsum kommt es zu Schlafstörungen, Impotenz und unsozialem Verhalten. Der „Drogen-Kater" ist hier sehr deutlich als der Gegenpol zur Drogenwirkung erkennbar. Kath verursacht zwar keine körperliche, aber eine psychische Abhängigkeit. Der ständige Genuss von Kath begünstigt Schlaganfälle und Herzerkrankungen.

3. Stimmungsaufhellende Drogen

Es gibt nur wenige Drogen, bei denen die Verbesserung der Stimmung die Hauptwirkung ist. Einige anregende Drogen wie Kava und einige Drogen wie Ecstasy, die auf die Gefühle wirken, haben auch eine stimmungsaufhellende Wirkung.

a) **Echtes Johanniskraut** (Hypericum perforatum): Die stimmungsaufhellende Wirkung ist nur sehr schwach.

b) **Psilocybin**: Bei schweren und behandlungsresistenten Depressionen helfen manchmal auch „psilocybinhaltige Pilze" (siehe das Kapitel über die Visions-verursachenden Drogen).

c) **Antidepressiva**: Antidepressiva sind eine Gruppe von Arzneimitteln, die gegen Depressionen, Zwangsstörungen, Panikattacken, Angststörungen, Phobien, Posttraumatische Belastungsstörungen, Essstörungen, chronische Schmerzen, Entzugssymptome, Schlafstörungen, prämenstruelle Beschwerden u.ä. eingesetzt werden. Die Wirkungen der einzelnen Mittel können stimmungsaufhellend, antriebssteigernd, antriebsneutral, antriebsdämpfend, beruhigend und angstlösend sein. Die Kombination von Psychotherapie und Antidepressiva ist deutlich wirkungsvoller als nur die Einnahmen von Antidepressiva.

4. Traum-intensivierende Drogen

Diese große Gruppe von Drogen fördert das Träumen selber und – da dieser Effekt sonst gar nicht auffallen würde – auch das Erinnern von Träumen.

a) **Beifuß** (Artemisia vulgaris): Seine Wirkung beruht vermutlich auf dem hohen Gehalt an Thujon, das auch in Wermut enthalten ist. Es soll auch gegen Epilepsie helfen.

b) **Mexikanisches Traumkraut** (Tagetes lucida): Dieses Kraut wird zur Induzierung luzider Träume (Wachträume) verwendet.

c) **Aztekisches Traumkraut** (Calea ternifolia; Calea zacatechichi): Seine psychoaktive Wirkung erhält diese Pflanze durch ein bisher nicht identifiziertes Alkaloid.

d) **Afrikanisches Traumkraut** (Entada rheedei): Dieses Kraut beruhigt und verursacht luzide Träume, also Träume, in denen man bei vollem Bewusstsein ist. Es wird auch benutzt, um visionäre Träume zu erhalten, also Träume, in denen man ferne Dinge, die Zukunft o.ä. wahrnimmt. Diese Träume sind oft lebhafter und farbiger als die normalen Träume.

e) **Gelbrinden-Akazie** (Vachellia xanthophloea): Der Wirkstoff ist vermutlich DMT, der Halluzinationen und Visionen hervorruft. Bei der Wirkung von DMT bleibt man sich normalerweise bewusst, dass die wahrgenommenen Bilder nicht Teil der Außenwelt sind. In höherer Dosierung führt DMT zu Wahrnehmungen anderer Realitäten und zu Nahtod-ähnlichen Erlebnisse, d.h. zu Astralreisen.

f) **Engelstrompeten** (Brugmansia): Dieses Nachtschattengewächs enthält die Alkaloide Hyoscyamin, Atropin und Scopolamin, die sehr giftig sind.

g) **Ubhubhubhu** (Helinus integrifolius): Diese Rankenpflanze wird von Wahrsagern als Aufguss getrunken, um in Träumen bewusst mit den Ahnen sprechen zu können.

h) **Afrikanische Traumwurzel** (Silene capensis; Silene undulata): Sie wird für Heilungen und für das Wahrsagen mithilfe von Klarträumen verwendet.

i) **Uvuma Omhlope** (Synaptolepis Kirkii): Das zu Pulver verriebene Holz wird mit Wasser getrunken, um Klarträume und Visionen zu erlangen. Die Träume sind jedoch des öfteren eher düster und wirr.

j) **Ikhathazo** (Alepidea amatymbica): Diese Staude stärkt sehr deutlich das Imunsystem und wird als Heilpflanze gegen Erkältungen eingesetzt und sogar mit Erfolg auch gegen AIDS verwendet. Ikhathazo enthält viele Inhaltsstoffe, deren Wirkungsweise noch ungeklärt ist. Sie wird von Schamanen für Wahrsagungen, den Kontakt mit den Ahnen und für das Erlangen luzider Träume verwendet. Die einzige bekannte Nebenwirkung ist ihr harntreibender Effekt.

k) **Indische Seidenpflanze** (Hemidesmus indicus): Sie enthält viele Inhaltsstoffe (vor allem ätherische Öle), die u.a. luzide Träume verursachen.

l) **Passionsblume** (Passiflora): Sie enthält MAO-Hemmer und wirkt daher antidepressiv. Ihre Kombination mit anderen Drogen ist gefährlich, da es zu einem tödlichen Serotonin-Syndrom kommen kann. Einige Passiflora-Arten haben für den Menschen essbare Früchte wie z.B. die Maracujas. Einige Arten sind jedoch auch giftig bis sehr giftig. Sie fördern lebhafte Träume. Die Wirkung der verschiedenen Passionsblumen-Arten ist bislang noch wenig erforscht worden.

5. Visionen-verursachende Drogen

Dies ist vermutlich die wichtigste oder zumindest die beliebteste Gruppe von Drogen, da das Erleben von inneren Bildern mit manchmal tiefer symbolischer Bedeutung – sei es als lebhafte Träume, Tagträume, Halluzinationen oder Visionen – offensichtlich einem tiefen Bedürfnis der Menschen nach Erleben, Tiefe und Sinngehalt entgegenkommt.

a) **Wermut** (Artemisia absinthium): Das im Wermut enthaltene Thujon kann eine halluzinogene Wirkung haben.

b) **Gift-Lattich** (Lactuca virosa): Seine Blätter und sein getrockneter Milchsaft sind stark giftig und wurden als Beruhigungsmittel und als Opium-Ersatz verwendet. Da die tödliche Dosis sehr hoch ist, sind keine Todesfälle durch Gift-Lattich bekannt. Bei starker Überdosierung treten Kopfschmerzen, Schweißausbrüche und Schwindel auf. Gift-Lattich entspannt und fördert das Erleben von Visionen.

c) **Alraune** (Mandragora officinalis): Die Wirkstoffe in der Wurzel wurden als Aphrodisiacum, Narkotikum, Schmerzmittel, halluzinogene Droge und als allgemeines Zaubermittel eingesetzt.

d) **Ayahuasca** (Banisteriopsis caapi): Aus den verholzten Pflanzenteile wird einer der Hauptwirkstoffe des Ayahuasca-Trankes, der Visionen hervorruft, hergestellt.

e) **Calumbi** (Mimosa tenuiflora; Mimosa hostilis): Diese Mimosen-Art enthält als Wirkstoffe vor allem Alkaloide sowie DMT und ruft daher Visionen hervor.

f) **Peyote-Kaktus** (Lophophora williamsii): Aus dem mittelamerikanischen Peyote-Kaktus wird die Droge Mescalin gewonnen, die eine LSD-ähnliche Wirkung hat und Halluzinationen bzw. Visionen erzeugt und Hellsehen ermöglicht. Es können Hyperaktivität, eine leicht veränderte bis deutlich schärfere Wahrnehmungen, eine intensivere Farbwahrnehmung mit leuchtenden Farben sowie Halluzinationen bzw. Visionen sowie ein großes Glücksgefühl auftreten. Wie bei LSD kommt es zu der „Übersetzung" von Optik in Akustik, Akustik in Geschmack usw. Manchmal entsteht jedoch auch ein Realitätsverlust. Psychosen, Halluzinationen und Horrortrips sind möglich, aber können durch das passende Umfeld (Vorbereitung, Umgebung, Begleitung) weitgehend vermieden werden. Die Kombination mit MAO-Hemmern (Antidepressiva, Anti-Parkinson-Mittel, Ayahuasca) ist gefährlich, da diese MAO-Hemmer die Serotonin-Wirkung von Mescalin u.ä. verstärken, was zum Tod durch Lähmung der Atemmuskulatur führen kann.

g) **Echinopsis-Kakteen** (Echinopsis): Sie enthalten wie der Peyote-Kaktus den Wirkstoff Mescalin und sind daher von ihrem Gebrauch her dem Peyote vergleichbar.

h) **LSD** (Lysergsäurediethylamid): Dieser Extrakt des Mutterkorns, der ein Pilz auf der Roggenähre ist, ist eins der stärksten bekannten Halluzinogene. Die Droge verändert das Zeitempfinden und Erlebnisse werden sehr viel deutlicher wahrgenommen. Das erscheint dann als der Eindruck, dass innerhalb einer bestimmten Zeitspanne deutlich mehr erlebt wird als sonst. Insgesamt gibt es viele optische, akustische und sensorische Wahrnehmungsveränderungen. Ein wichtiger Aspekt ist, dass man „Musik sieht", d.h. dass Klänge in Farben und Formen übersetzt werden. Auch Gefühle werden deutlicher wahrgenommen, was sowohl zu Euphorie als auch zu Horrortrips führen kann. Daher ist bei dem Genuss von LSD ein nüchterner Begleiter („Tripsitter") sehr hilfreich, der notfalls lenkend eingreifen kann – dies entspricht dem generell förderlichen rituellen Rahmen bei der Einnahme von Drogen. LSD kann zu intensiven spirituellen, magischen und religiösen Erlebnissen führen. LSD macht nicht abhängig – die Konsumenten hören oft selber nach einer Weile wieder mit der Einnahme von LSD auf. Da erst die 1000-fache Menge der wirksamen Dosis tödlich ist, kommt es auch nicht zu Überdosierungen.

i) **LSD und Ecstasy**: In dieser auch „Candyflip" genannt Mischung verstärken sich die beiden Drogen gegenseitig und rufen starke Wahrnehmungsstörungen sowie optische und akustische Halluzinationen hervor – oder positiver formuliert: Sie führt zu Visionen. Es sind stärkere euphorische Erlebnisse als bei Ecstasy solo möglich, aber es besteht auch eine größere Gefahr der Entstehung einer Psychose.

j) **Psilocybin-haltige Pilze**: Psilocybin ist ein Alkaloid, das im Körper zu Psilocin verwandelt wird, das dann der eigentliche Wirkstoff ist. Die Wirkung ist LSD-ähnlich, aber dauert kürzer. Psilocybin ruft optische Visionen und eine Leichtigkeit bis hin zur

Euphorie hervor. In seltenen Fällen treten Panikattacken auf. Es besteht die Gefahr der Auslösung einer bereits vorhandenen Psychose. Da die tödliche Dosis das 1000-fache der wirksamen Dosis beträgt, ist Psilocybin sehr sicher.

k) **Steppenraute** (Peganum harmala): Die in den Samen enthaltenen Alkaloide regen Träume an und sind zudem halluzinogen. Weiterhin beruhigen sie, sind antidepressiv, aphrodisierend sowie in ßosis betäubend. Die Wirkung von Mischungen von Steppenraute mit anderen Drogen ist meistens unvorhersehbar. Es besteht dabei die Gefahr eines tödlichen Serotonin-Syndroms. Der Genuss von Steppenraute kann eine Fehlgeburt einleiten.

l) **Rohrglanzgras** (Phalaris arundinacea): Die Menschen bleiben sich ihrer Vision bewusst, d.h. sie erleiden keinen Realitätsverlust. Bei einer hohen Dosierung entstehen Nahtod-ähnliche Erfahrungen (Astralreise).

m) **DMT** (N,N-Dimethyltryptamin): Das stark halluzinogen wirkende Alkaloid DMT findet sich in Ayahuasca, psilocybinhaltigen Pilzen, in Mimosa hostilis, in einer Schilfrohr-Art (Phragmites australis), in einem Rötegewächs (Psychotria viridia), in dem Hautdrüsensekret der Aga-Kröte usw. sowie vermutlich auch in Säugetieren als endogenes (selber synthetisiertes) DMT.

n) **Himmelblaue Prunkwinde** (Ipomoea tricolor): Der Wirkstoff in den Samen dieser Pflanze ist eine giftige Methylquecksilberverbindung, die eine halluzinogene Wirkung hat. Das Quecksilber hat eine ausgesprochen körperschädigende Wirkung.

6. Kundalini-anregende Drogen

Es gibt keine Drogen, die speziell und gezielt die Kundalini (innerer Fluss der Lebenskraft) anregen. Allerdings tritt diese Wirkung manchmal bei dem Genuss von Hanf auf.

a) **Hanf** (Cannabis sativa; Cannabis indica): Die Wirkstoffe des Hanfes sind die Cannabiniode, von denen bisher 144 bekannt sind. Der wichtigste von ihnen ist das Tetrahydrocannabinol (THC). Es gibt im Körper bereits körpereigenes THC, was bedeutet, dass das THC, das aus dem Cannabis stammt, auf das körpereigene endocannabinoide System wirkt. Das durch den Hanf aufgenommene THC ist also nichts Fremdes für den Körper, sondern nur eine Vermehrung von etwas, was schon im Körper vorhanden ist. Das körpereigene THC befindet sich in den Rezeptoren im zentralen Nervensystem und in den Nerven, die für Bewegung, Schmerz und Gedächtnis zuständig sind, sowie in den Zellen des Immunsystems.

Cannabis (Hanf, Haschisch, Dope) hat mehrere Wirkungen:

- muskelentspannend, beruhigend,
- bewirkt assoziatives, sprunghaftes Denken,
- beeinträchtigt das Kurzzeitgedächtnis,
- berauschend, verstärkt die Gefühle, wirkt stimmungsaufhellend,
- kann Angst, Traurigkeit und Misstrauen auslösen,
- kann eine Depersonalisierung bewirken,
- wirkt individuell sehr unterschiedlich.

Insgesamt kann man sagen, dass Cannabis die Wahrnehmung der Lebenskraft erleichtert, weshalb Cannabis gut für die Kombination mit anderen Drogen geeignet ist – sofern man bestimmte magisch-spirituelle Erlebnisse anstrebt. Die erleichterte Wahrnehmung der Lebenskraft durch Cannabis zeigt sich auf mehrere Weisen:

- die Wahrnehmung einer leuchtenden Aura rings um Lebewesen („Hellsehen"),
- die Wahrnehmung von „Schwingungen" („Vibrations"),
- die Wahrnehmung von Inhalten der eigenen Psyche (=Lebenskraftkörper) einschließlich der Gefühle,
- die Wahrnehmung von inneren Bildern (Visionen),
- selten auch Astralreisen (Austritt des Lebenskraftkörpers inklusive des Bewußtseins aus dem physischen Körper),
- selten auch die Erweckung der Kundalini (Fluss der Lebenskraft im Körper).

Cannabis ist die am häufigsten konsumierte illegale Droge. Weltweit nutzen mindestens 200 Millionen Menschen Cannabis – das sind ca. 4% der Weltbevölkerung.

7. Klarheits-fördernde Drogen

Es gibt einige Drogen, die gelegentlich auch das Entstehen einer inneren Klarheit fördern wie Kaffee, Tee, Guaraná und Kava, aber nur die Hawaiianische Holzrose besitzt diese Eigenschaft in höherem Masse.

a) **Hawaiianische Holzrose** (Agyreia nervosa): Ihre psychoaktive Wirkung ähnelt dem LSD. Ihr Wirkstoff ist Lysergsäureamid (LSA), das ein wenig schwächer ist als LSD und ein wenig anders als LSD wirkt. Sie ist ein Rauschmittel, das anregend und aphrodisiakisch wirkt und zudem die Intelligenz anregt und eine große innere Klarheit hervorrufen kann. Diese Pflanze hilft auch bei verschiedenen Krankheiten wie Lungenproblemen, Zuckerkrankheit, Ejakulationsstörungen und einer allgemeinen Schwäche.

8. Emotions-fördernde Drogen

Diese Gruppe von Drogen fördert die Anteilnahme und die Kontaktfreudigkeit, aber sie ist auch enthemmend.

a) **Alkohol**: Alkohol enthemmt, setzt Emotionen frei und macht tendenziell aggressiver – jede dritte Gewalttat in Deutschland findet unter Alkoholeinfluss statt. Alkohol kann Depressionen und Angststörungen verstärken. Er schädigt zudem das Nervensystem, die Leber und andere Organe und kann zu einem Gedächtnisverlust („Filmriss") führen.

b) **Betel** (Areca catechu): Betel regt an, dämpft den Appetit und hat eine ähnliche Wirkung wie Alkohol. Bei einer Überdosierung kommt es zu verlangsamtem Herzschlag, Zittern, Erbrechen, Verwirrung, Krämpfen, Durchfall und im Extremfall zum Tod durch Atem- oder Herzstillstand. Betel wird in der Regel gekaut. Bei langfristigem Konsum greift Betel das Zahnfleisch an. Es besteht zudem Krebsgefahr im Mundraum und in der Speiseröhre.

c) **Sinicuichi** (Heimia salicifolia): Seine Wirkstoffe sind Chinolizidin-Alkaloide, vor allem Vertine. Sinicuichi hat eine halluzinogene, berauschende und euphorisierend Wirkung.

d) **MDMA (Ecstasy)** (Midomanfetamin): Ecstasy ist eine vor allem im Rave-Bereich sehr beliebte „Partydroge", da es die Stimmung aufhellt, kontaktfreudiger macht und die Wahrnehmung der eigenen Gefühle verstärkt – allerdings sowohl die angenehmen als auch die unangenehmen. Zudem steigert Ecstasy den Bewegungsdrang und die Sensibilität – hingegen werden die Wahrnehmung von Hunger, Durst und Schmerz verringert. Eine spezielle Wirkung ist es, dass Berührungen als angenehm empfunden werden – Ecstasy ist eine „Kuscheldroge". Diese Wirkung wird noch dadurch abgerundet, dass soziale Ablehnung nur noch in eingeschränktem Masse wahrgenommen wird. Der „Drogen-Kater" von Ecstasy ist die „Feier-Depri", also die Depression nach dem Ende der Feier und dem Ende der Wirkung des MDMA. Es sind Orgasmusstörungen, geringe Störungen des Gedächtnisses, Unterkühlungen und manchmal psychische Probleme beobachtet worden. Eine Gefahr ist die Überhitzung beim

Tanzen, da diese Hitze (40°-42° Fieber) und der Durst nicht wahrgenommen werden – es ist also bewusstes häufiges Trinken notwendig. Manchmal treten Panikattacken und Depersonalisation, selten auch Halluzinationen oder eine gesteigerte Aggressionsbereitschaft auf. Todesfälle sind extrem selten.

9. Bewusstseins-erweiternde Drogen

Letztlich sind natürlich alle Drogen bewusstseinserweiternd, da sie das Wachbewusstsein für den unterbewussten Bereich und somit für die Lebenskraft öffnen. Neben den Drogen der Gruppe „LSD, LSA, Mescalin, Psilocin, DMT", die lebhafte Visionen hervorruft und die manchmal auch zu einer tiefergehenden Selbsterkenntnis führen, ist vor allem der Azteken-Salbei eine bewusstseinserweiternde Droge.

a) **Met**: Der Honigwein hat mit seinem meistens eher geringem Alkohol-Gehalt eher eine rituelle als eine biochemische Wirkung – es sei denn, dass dem Met psychoaktive Kräuter zugefügt worden sind.

b) **Azteken-Salbei**: Für den Azteken-Salbei (Seher-Salbei, Wahrsage-Salbei) ist es typisch, dass er in Bereiche führt, in denen sich die Grenzen der eigenen Persönlichkeit weitgehend auflösen und man sich grenzenlos bzw. abgrenzungslos fühlt.

10. Astralreisen-verursachende Drogen

Dies ist eine etwas heikle Gruppe von Drogen, da eine Astralreise dann auftritt, wenn man einen todesähnlichen Zustand erreicht hat. Dies kann zwar auch eine sehr tiefe Entspannung sein, aber bei einer Drogen-induzierten Astralreise ist die Methode eben die Annäherung an den Tod, also die Herbeiführung eines Nahtod-Erlebnisses. Das bedeutet, dass man sich durch die Droge dem eigenen Tod annähert. Das Ziel ist natürlich, den mehr oder weniger schmalen Bereich zwischen der wirksamen Dosis und der tödlichen Dosis zu erreichen – aber diese Methode kann eben auch lebensgefährlich werden.

a) **Schwarzes Bilsenkraut** (Hyoscyamus niger): Das Schwarze Bilsenkraut bewirkt Unruhe, Schläfrigkeit, Halluzinationen bzw. Visionen, Verwirrung, Herzrhythmusstörungen, Astralreisen (Nahtod-Erlebnis) und Bewusstlosigkeit bis hin zum Tod durch Atemstillstand. Es können auch Gedächtnisverlust und Verhaltensstörungen auftreten. Die wirksame Dosis und die tödliche Dosis liegen nah beieinander; zudem schwankt der Wirkstoffgehalt sehr stark. Daher ist die Verwendung dieser Pflanze sehr gefährlich.

b) **Ägyptisches Bilsenkraut** (Hyoscyamus muticus): Das Ägyptische Bilsenkraut hat den höchsten Hyoscamin- und Scopolamin-Gehalt aller Bilsenkräuter. Trotzdem sind lebensbedrohliche Vergiftungen sehr selten.

c) **Schwarzer Nachtschatten** (Solanum nigrum): Er ruft Atembeschwerden und Herzrasen hervor und kann zum Tod durch Atemstillstand führen. Für kleinere Tiere ist die Pflanze tödlich, weshalb sie auch den Namen „Hühnertod" trägt.

d) **Stechapfel** (Datura stramonium): Sie ist sehr giftig und ist daher für das Herbeiführen einer Astralreise, also eines Nahtod-Erlebnisses geeignet – aber eine falsche Dosierung kann tödlich sein.

e) **Schwarze Tollkirsche** (Atropa belladonna): Sie ist ebenfalls sehr giftig.

f) **Krainer Tollkraut** (Scopolia carniolica): Auch sie ist sehr giftig und wurde eben deshalb für die Herstellung von Hexensalben (die Astralreisen verursachen) verwendet.

g) **Fliegenpilz** (Amanita muscaria): Die bis zu 3 Stunden anhaltende Wirkung ähnelt einem Alkoholrausch: Verwirrung, Sprachstörungen, Störungen der Bewegungsfähigkeit, starke motorische Unruhe, Mattigkeit. Es können Angstgefühle, Depressionen, Gleichgültigkeit oder auch Euphorie bis hin zu einem seligen Glücksrausch auftreten. Markant sind auch die Störungen des Persönlichkeits-, Orts- und Zeitgefühls. Das häufig berichtete Gefühl des Schwebens ist ein Hinweis auf die Astralreise. Es treten auch überdurchschnittliche Leibeskräfte auf. Farbillusionen sind häufig, echte Halluzinationen mit Realitätsverlust hingegen selten. Zittern und Krämpfe sind häufige Begleiterscheinungen. Anschließend an den Rausch verfallen die meisten Konsumenten in einen tiefen Schlaf, der 10 bis 15 Stunden dauert. Oft besteht keine Erinnerung an die Erlebnisse. In seltenen Fällen treten Interessenlosigkeit, leichte Ermüdbarkeit und Gedächtnisschwäche als Spätfolgen auf. Es ist kein Todesfall nur durch Fliegenpilz bekannt.

h) **Ololiuqui** (Turbina corymbosa): Die sehr giftige Ololiuqui kann eine Astralreise bewirken.

i) **Beach Moonflower** (Ipomoea violacea): Sie wirkt wie Ololiuqui.

j) **Gefleckter Schierling** (Conium maculatum): Sie wurde für Hinrichtungen und als sehr gefährliches Kraut in Jenseitsreise-Ritualen im Odin-Kult verwendet. Schierling ist tödlich!

k) **Wasserschierling** (Cicuta virosa): Er kann zum Atemstillstand führen.

l) **Chloroform**: Chloroform wurde früher als Betäubungsmittel bei Operationen verwendet. Ein gut bekannter Effekt dieses Mittels ist, dass viele Patienten dabei eine Astralreise erlebt haben, d.h. sie haben über ihrem eigenen Körper schwebend die Operation an ihrem physischen Leib miterlebt.

Es gibt eine sehr große Vielfalt an Drogen mit sehr unterschiedlichen Wirkungen.

3. Neugier

♊

Eine große menschliche Motivation ist die Neugier, die Lust auf Neues und Unbekanntes. Das spielt natürlich auch bei dem Ausprobieren von Drogen eine Rolle. Das beginnt ganz klein mit dem Rauchen – damit man „dazugehört". Etwas weiter führt schon das Trinken von Alkohol, obwohl das in unserer Kultur weitgehend akzeptiert ist. Wenn daraus jedoch eine Mutprobe gemacht und das Trinken zum Komasaufen wird, wird es schon ernsthaft gefährlich. Weitaus weniger gefährlich – wenn auch illegal – ist es hingegen, wenn jemand von seinen Freunden oder Freundinnen auf einer Rave-Party zu Ecstasy eingeladen wird.

Jemand, der aus Weltflucht zu Drogen greift, wird vermutlich seine Sorgen in Bier ertränken oder wird ein Shillum mit Haschisch rauchen, um sich endlich entspannen zu können. Der Arbeiter auf einer Baumwollplantage, der völlig erschöpft ist, wird hingegen eine Betelnuss oder Koka-Blätter kauen. Und viele, die ein schlechtes Selbstwertgefühl haben, brauchen Bier oder Schnaps, um sich zu enthemmen und unter Menschen zu gehen.

Es gibt sehr viele mögliche Gründe, Drogen zu nehmen – was durch die große Anzahl der heute verfügbaren Drogen noch einmal vielfältiger wird.

Ein großes Problem bei Drogen ist es, dass sie ein Tor auf sehr einfache Weise öffnen: zur Entspannung, zur Stärkung, zur Enthemmung, zu inneren Bildern – wozu auch immer. Doch dadurch, dass man dieses Tor mal eben so einfach mit einer Droge öffnen kann, schwindet der Ansporn, das, was dieses Tor ansonsten verschlossen hält, zu erkunden und zu heilen. Wenn die Droge das Tor öffnet, wird man dieses Tor wahrscheinlich auch beim nächsten Mal und beim übernächsten Mal wieder mit dieser Droge öffnen. Der Zustand, in den man mithilfe der Droge gelangt, ist dann möglicherweise der heilste Zustand, den der Betreffende kennt. Und warum nicht die Droge nehmen, wenn sie doch dieses Tor öffnet?

Auf diese Weise entsteht das Brauchen der Droge. Man will in den besseren Zustand gelangen und benutzt dafür schließlich regelmäßig die Droge. Das ist dann zwar noch keine körperliche Sucht, aber eine psychische Abhängigkeit: Nur die Droge öffnet noch das Tor …

Manche Drogen – wie zum Beispiel Nikotin – führen jedoch recht schnell auch zu einem rein körperlichen Verlangen nach dieser Droge, also zu einer Sucht. Und sich einem körperlichen Verlangen zu widersetzen, das doch, wenn man diesem Verlangen nachgibt, zu einem angenehmeren Zustand führt, ist wirklich nicht einfach – zumal sehr viele, die regelmäßig Drogen nehmen, bereits vorher größere psychische Schwierigkeiten gehabt haben.

Es ist offensichtlich, dass Drogen zwar hilfreich sind, aber auch eine große Gefahr darstellen: Das eigene Innere wird nicht mehr dauerhaft von innen her geheilt, sondern vorübergehend von außen her verändert. Das macht abhängig von der Droge, die dies bewirken kann. Drogen untergraben daher tendenziell die Eigenständigkeit.

Das geschieht natürlich bei kaum einer Droge gleich nach dem ersten Mal – aber es ist die Frage, ob es bei dem ersten Mal bleibt. Und es ist auch die Frage, ob man nicht nach den ersten paar Bieren, den ersten Zigaretten oder dem ersten Shillum voll Hanf nicht auch mal etwas anderes, Stärkeres ausprobieren will. Die Gefahr, dass die leichten Drogen zu einer Einstiegsdroge für härtere Drogen werden, ist ja durch aus berechtigt.

Die Gefahr, die von dem Gebrauch von Drogen ausgeht, hängt also zu einem großen Teil davon ab, wie stabil und in sich ruhend die eigene Psyche ist. Wer mit sich und seinem Leben zufrieden ist, läuft wenig Gefahr, von Drogen abhängig zu werden oder immer stärkere Drogen ausprobieren zu wollen.

Leider sind es vor allem die Menschen mit einer labilen Psyche und einer heftigen Vergangenheit, die den Drang haben, mithilfe von Drogen ihrem Leben, das sie als unerträglich empfinden, zu entfliehen.

> *Neugier kann zu Drogen führen – aber man sollte nicht nur neugierig,*
> *sonder auch vorsichtig und umsichtig sein.*

4. Sucht

♋

Drogen tragen zwei Gefahren in sich: Sie können zur Abhängigkeit oder Sucht führen und sie können dem Körper und der Psyche schaden.

Besonders durch Drogen gefährdet sind Menschen, die in einem großen inneren Mangel, in großer innerer Angst oder in großen inneren Selbstzweifeln leben und die keinen Weg aus diesem Zustand heraus sehen können.

Dabei ist der Mangel das größte Problem. Diesen Menschen fehlt die innere Fülle, die man eigentlich als Baby bei seiner Mutter in der oralen Phase erleben sollte. Diese Menschen fliehen im Grunde mithilfe der entspannenden und betäubenden Drogen in einen warmen, weichen Schlaf mit schönen Bildern und suchen dort nach Vergessen … Sie suchen im Grunde ihre Mutter, die Mutterbrust, die Muttermilch … Doch sie finden nur Selbstzerstörung und eine heftige Sucht – die letztlich eine Übertragung ihrer inneren Sucht in eine äußere Sucht ist … Diese Süchtigen sind gewissermaßen die mutterlosen Weisen, die durch eine kalte, leere innere Welt wandern – und sich leider durch ihr Verhalten auch äußerlich diese kalte, leere Welt erschaffen.

Wenn diese Fülle fehlt, kann auch in der analen Phase des Kleinkindes keine Kraft entstehen. Stattdessen wird es von Angst geprägt.

In der phallischen Phase des Kindes kann dann bei dieser Vorgeschichte auch keine Selbstliebe entstehen – stattdessen wird das Kind und später auch der Jugendliche und der Erwachsene von Selbstzweifeln gequält.

Was von diesen Menschen gesucht wird, ist Schutz, Wärme, Geborgenheit, Nähe, Muttermilch. Das ist die eigentliche Suche dieser Menschen. Das ist die eigentliche Sucht, die nicht gerade einfach zu heilen ist.

Man kann zwar alle Drogen verbieten, aber damit ist diesen Menschen nicht geholfen … und jemand, der hoffnungslos oder verzweifelt genug ist, wird sich auch nicht an Verboten stören.

Wenn so jemand, dem die Fülle fehlt, erst einmal an härtere Drogen geraten ist, wird seine innere Suche nach der Fülle zu seiner äußeren Sucht nach der Droge. Diese

Entwicklung kann man nur noch „tragisch" nennen …

Das Suchtpotential der vielen Drogen ist recht verschieden. Auch innerhalb der zehn Gruppen von Drogen mit ihren zehn verschiedenen Wirkungen ist die Gefahr, süchtig zu werden, sehr unterschiedlich groß.

1. Entspannende bis betäubende Drogen

- **Opium**: Opiummacht sehr stark abhängig.

- **Heroin**: Bereits nach 10 Stunden treten Entzugserscheinungen auf, die zwar nicht gefährlich, aber sehr unangenehm und körperlich anstrengend sind.

- **Kratom**: Es besteht zwar keine Suchtbildung, aber als Entzugssymptome treten u.a. Wut, Anspannung, Trauer und Zittern auf, also die Gegen-Phänomene der zunächst einmal beruhigenden Wirkung.

2. Anregende und stärkende Drogen

- **Tabak**: Der Wirkstoff ist das Alkaloid Nicotin, das anregend wirkt, aber süchtig macht.

- **Guaraná:** Es kann ein Guaraná-Entzug auftreten.

- **Koka**: Durch den Zusatz von Kalk wird das Suchtpotential von Koka neutralisiert – in reiner Form macht Kokain jedoch sehr schnell süchtig.

- **Kath**: Kath verursacht zwar keine körperliche, aber eine psychische Abhängigkeit.

- **Meerträubel**: Ephedrin ist die Grundlage für die chemische Droge Meth (Methamphetamin), die sehr toxisch ist und schnell abhängig macht.

3. Stimmungsaufhellende Drogen

- **Antidepressiva**: Diese seit 1950 im Umlauf befindliche Medikamentengruppe ist das am häufigsten ambulant verordnete Psychopharmaka. In Deutschland wird pro Jahr ca. 1,6 Milliarden mal eine Tagesdosis eingenommen. Das sind im Schnitt 20 Tabletten für jeden Deutschen pro Jahr – was man nur noch als „heimliche Sucht" bezeichnen kann.

4. Traum-intensivierende Drogen

Bei ihnen gibt es keine Suchtbildung.

5. Visionen-verursachende Drogen

Bei ihnen gibt es keine Suchtbildung.

6. Kundalini-anregende Drogen (Hanf)

Bei ihnen gibt es keine Suchtbildung.

7. Klarheits-fördernde Drogen

Bei ihnen gibt es keine Suchtbildung.

8. Emotions-fördernde Drogen

- **Alkohol**: Alkohol kann süchtig machen.

- **Betel**: Betel regt an, dämpft den Appetit und hat eine ähnliche Wirkung wie Alkohol. Das Kauen von Betel ist seit Jahrhunderten üblich. Heute gibt es ca. 450 Millionen Betel-Konsumenten.

9. Bewusstseins-erweiternde Drogen

Bei ihnen gibt es keine Suchtbildung.

10. Astralreisen-verursachende Drogen

Bei ihnen gibt es keine Suchtbildung.

Sämtliche Drogen aus 6 der 10 Drogen-Gruppen sind nicht suchtbildend; nur 11 von insgesamt 69 Drogen machen süchtig.

Das eigentliche Problem bei den allermeisten Drogen ist ein innerer Mangel.

5. Autonomie

♌

Was machen die Drogen eigentlich in der Psyche und im Leib? Bringen sie etwas Neues in die Psyche und in den Leib? Sie bringen auf jeden Fall neue Substanzen in den Leib – doch was machen diese Substanzen im Leib? Diese winzigen Substanz-Mengen enthalten ja keine Energieträger wie Zucker und auch keine Aufbaustoffe für den Körper wie Proteine. Es muss sich bei den Stoffen in den Pflanzen, Pilzen, dem Schleim der Aga-Kröte und den künstlichen chemischen Substanzen also um Stoffe handeln, die Steuerungsfunktionen haben. Das bedeutet, dass die Drogen in der Psyche und im Leib nur etwas auslösen, was bereits in der Psyche und im Leib als Möglichkeit vorhanden ist.

Das zeigt, dass die Drogen lediglich Dinge wachrufen, die man auch anders wachrufen können müsste. Solche Wirkungen wie Entspannung, Konzentration, Kontaktfreudigkeit, Klarheit, Astralreise usw. sind ja auch Dinge, die man mehr oder weniger willkürlich in sich hervorrufen oder steigern kann.

Liegt es da nicht nahe, danach zu streben, all das, was Drogen bewirken können, auch ohne ihre Hilfe zu erreichen? Und dadurch die Gefahren (und Kosten und Illegalität) der Drogen zu vermeiden?

Doch welche Möglichkeiten gibt es, diese veränderten Zustände der Psyche und des Leibes zu erreichen? Im Wesentlichen sind das die vielen verschiedenen Meditationen und auch einige Techniken aus der Magie.

1. Wahrnehmung

Es gibt grundsätzlich zwei Arten der Tätigkeit – sowohl im Alltag als auch in Magie und Meditation: die Wahrnehmung und die Handlung. Idealerweise sollten beide Fähigkeiten annähernd gleich gut ausgebildet worden sein, da es unpraktisch ist, viel zu sehen, aber nichts tun zu können – und genauso unpraktisch ist es, viel zu tun, aber keinen Plan von der Situation zu haben, in der man sich befindet.

- **Telepathie**: Telepathie ist die Wahrnehmung von Dingen, zu denen man keinen direkten physischen Zugang hat. Die bekannteste Form der Telepathie ist, dass fast jeder Mensch es merkt, wenn er von hinten angestarrt wird.

- **Omen**: Omen sind Ereignisse, die symbolisch oder in kleiner Form das darstellen, was kurze Zeit später in großer Form geschehen wird. Man kann Omen auch als die Gleichzeitigkeit von Ereignissen auffassen – genau genommen als dieselbe Qualität in allen Dingen, die zu einem bestimmten Zeitpunkt geschehen. Solche Omen können sehr schlicht, aber auch sehr komplex sein.

- **Orakel**: Ein Orakel ist ein „absichtliches Omen" mithilfe eines Systems von Symbolen, die die ganze Welt darstellen wie z.B. den Tarotkarten oder dem I Ging. Das „zufällig" bzw. intuitiv ausgewählte Symbol stellt die Antwort auf die eigene Frage dar, weil das benutzte System von Symbolen die Welt als Ganzes darstellt und daher mit ihr in Analogie steht, d.h. sich in demselben Zustand befindet.

- **Astrologie**: Auch die Astrologie ist ein Orakel, auch wenn sie im Gegensatz zu den „subjektiven" Orakeln wie dem Tarot zunächst einmal einen sehr „objektiven" Eindruck macht, da sie sich an dem Lauf der Planeten orientiert. Die Frage nach „subjektiv" (der Mensch zieht eine Tarot-Karte) und „objektiv" ist hier jedoch nicht relevant, da alle Ereignisse zu einem bestimmten Zeitpunkt dieselben Qualitäten haben und dadurch in Analogie miteinander stehen.

- **Traumreisen**: Traumreisen sind letztlich etwas ganz Normales, was jeder kennt, aber was nur wenige als bewusste Fähigkeit geübt haben: Sie sind die Koordination zwischen dem Wachbewusstsein und dem Traumbewusstsein, also dem Unterbewusstsein. In diesem Zustand befindet man sich z.B., wenn man morgens erwacht und noch fünf Sekunden weiterträumt und dem Traum bewusst wie einem Film im Kino zuschauen kann. Eine andere Variante ist der Tagtraum – z.B. wenn man im Zug sitzt und aus dem Fenster schaut und dann plötzlich wieder merkt, dass man ja im Zug ist, obwohl man gerade in Gedanken wieder den letzten Urlaub am Meer erlebt hat und das Rauschen des Meeres gehört und den Sand unter den Füssen gespürt hat.

  Diese Traumreisen kann man benutzen, um das eigene Innere zu erforschen, aber da die Telepathie sozusagen das Wahrnehmungsorgan des Unterbewusstseins ist, kann man durch Traumreisen auch verlorene Dinge wiederfinden, Symbole erforschen oder mit spukenden Geistern und Gottheiten reden.

Die Standard-Version von Bildern, die man auf einer Traumreise sieht, sind die Art, in der man auch meistens träumt: leicht unscharfe Bilder in Grautönen, die von einem Dämmerlicht erfüllt sind und nur hier und da ein wenig koloriert sind. Es gibt jedoch mehrere Steigerungen dieser „normalen Bilder", die dabei immer farbiger und leuchtender werden und zugleich eine immer tiefere Symbolik enthalten.

- **Visionen**: Eine Vision ist ein inneres Bild oder eine telepathische Wahrnehmung, die in das äußere Bild integriert wird. Wenn der Betreffende das nicht erkennt, entsteht eine Halluzination oder gar eine Psychose – wenn sich der Betreffende dessen jedoch bewusst ist und die Symbolik und die Aussage des in die äußere Wahrnehmung eingefügten inneren Bildes erkennt, handelt es sich um eine Vision. Solche Visionen können einen Menschen sehr tief berühren und evtl. auch das zukünftige Verhalten stark prägen.

- **Familienaufstellungen**: Bei einer Familienaufstellung stellen einige der Teilnehmer Personen aus dem Leben des Ratsuchenden dar und verhalten sich intuitiv genauso wie die Person, die sie darstellen, obwohl sie über diese Person nichts wissen. Man kann diesen Vorgang am ehesten als eine Form der kollektiven Telepathie auffassen.

Man kann diesen Vorgang auch mit dem Legen von Tarot-Karten vergleichen: So wie man vor dem Karten-Ziehen die Positionen definiert hat, auf die man dann die gezogenen Karten legt (z.B. Person A, Person B, ihr Verhältnis, die Lösung), so sind auch die Personen, die bei einer Familienaufstellung dargestellt werden, solche „Plätze". An die Stelle der Tarot-Karten, die man intuitiv zieht und auf diese Plätze legt, stellen sich bei der Familienaufstellung Teilnehmer auf diese Positionen und verhalten sich intuitiv auf die passende Weise.

2. Magische Handlungen

Magische Handlungen können sehr verschieden aussehen, aber sie haben alle gemeinsam, dass sie sie von innen her vom Bewusstsein ausgehen.

- **Imagination**: Eines der beiden wichtigsten Instrumente der Magie ist die Imagination: Man stellt sich das Erwünschte innerlich möglichst intensiv, präzise, farbig und leuchtend vor. Diese Imagination kann innerlich mit geschlossenen

Augen oder auch äußerlich mit offenen Augen erfolgen. Man kann dies auch als „bildhaftes Wünschen" beschreiben.

Die „light"-Variante dieses Verfahrens ist das „Positive Denken".

- **Konzentration**: Das zweite der beiden wichtigsten Hilfsmittel ist die Konzentration: Je klarer und eindeutiger und entschiedener man den eigenen Willen und die eigene Vorstellung auf ein Ziel hin ausrichtet (aber nicht angestrengt, sondern ganz entspannt!), desto effektiver wirkt sich dieser Wille in der Welt aus und desto wirksamer ruft dieser Wille das erwünschte Ereignis herbei. Ideal ist die Einsgerichtetheit.

- **Telekinese**: Telekinese ist Gegenstück zur Telepathie: Sie ist die nicht-materielle Handlung. Bei der Telekinese werden entweder Gegenstände nur durch Wille und Vorstellung bewegt oder eine physische Handlung wird durch Wille und Vorstellung wesentlich kraftvoller. Letzteres ist u.a. die Grundlage der meisten fernöstlichen Kampfsportarten.

- **Feuerlauf**: Bei einem Feuerlauf geht man barfuß über glühende Kohlen. Man kann auch stehenbleiben, sich nackt in die Glut legen oder ein paar Stücke Glut aufessen – der eigenen Kreativität sind hier keine Grenzen gesetzt. Die Teilnahme an einem Feuerlauf ist ideal, wenn man Zweifel daran hat, ob es nicht-physikalische, also magische Handlungsmöglichkeiten gibt.

- **Ritual**: Ein Ritual ist im Grunde eine Imaginationshilfe: Man beschreibt und unterstützt mit Worten, Gesten und Gegenständen die eigene Imagination.

3. Astralreise

Die Astralreise ist eins der zentralen Erlebnisse in Magie, Meditation und Religion, da man dabei erlebt, dass man mehr als nur der eigene physische Körper ist. Bei der Astralreise verlässt man den eigenen Körper und schwebt dann über sich selber. Dabei erlebt man sich selber meistens als Geist, also als eine neblige und schwach leuchtende Gestalt, in der sich das eigene Bewusstsein und die Wahrnehmungsfähigkeit befinden. Die Astralreise ist der Ursprung von Religion und Magie, da beide das Weltbild der nicht-physikalischen Dinge bzw. die Anwendung dieses Weltbildes sind.

- **Entspannung**: Die Standard-Methode ist die immer tiefere Entspannung, durch die man über die Stufen „Ruhe, Entspannung, Schwere, Wärme, Vibrieren,

Schwanken, Loslösen, Schweben" schließlich zu der Astralreise gelangt. Dieselben Stufen – zumindest die ersten vier – werden auch beim Erwecken der Kundalini und in der Hypnose verwendet. Dies sind auch die Stufen des Einschlafens: Auch im Schlaf verlässt man seinen physischen Leib mit seinem Astralkörper – allerdings unbewusst.

- **Luzides Träumen**: Da man sich im Schlaf in einer unbewussten Astralreise befindet, kann man auch durch das Erwachen im Traum zu einer bewussten Astralreise gelangen. Wenn man zunächst einmal in den eigenen Träumen erwacht, ist man „innerlich bewusst" und befindet sich im luziden Träumen, d.h. in einer Traumreise. Wenn es einem dann auch noch gelingt, die Wahrnehmung nach außen zu richten, wird man auch „äußerlich bewusst" und befindet sich dann in einer Astralreise.

- **Nahtod-Erlebnisse**: Der vermutlich häufigste Fall einer bewussten Astralreise sind die Nahtod-Erlebnisse, die in Gefahren-Situationen oder in extremen Stress-Situationen auftreten. In einem solchen Fall beschließt der Astralkörper, den physischen Körper aufzugeben und ihn zu verlassen, sodass man sich auf einmal von außen her in der bedrohlichen Situation zuschaut. Wenn dabei das Wachbewusstsein erhalten bleibt, ist dies eine Astralreise – wenn dabei das Wachbewusstsein nicht erhalten bleibt, ist dies eine Ohnmacht. Es gibt allerdings keine scharfen Grenzen zwischen diesen beiden Möglichkeiten, sondern eine Grauzone, in der das Wachbewusstsein verschieden klar und präsent ist.

4. Lebenskraft

Man kann den Bereich zwischen Bewusstsein und Materie als „Lebenskraft" bezeichnen. Hier finden Telepathie und Telekinese statt und hier finden sich auch die Analogien, die die Omen, die Orakel, die Astrologie und die Magie ermöglichen. Dieser Übergangsbereich zwischen Bewusstsein und Materie in einem einzelnen Menschen ist dessen Lebenskraftkörper, der meist „Astralkörper" genannt wird. Die Organe dieses Lebenskraftkörpers sind die Chakren. Die Kundalini ist der Haupt-Lebenskraftfluss in diesem Lebenskraftkörper. Die Akupunkturlinien sind seine Lebenskraft-Adern.

Man kann diese Lebenskraft auch direkt wahrnehmen. Dann erscheint sie als ein milchig-weißes Leuchten mit einem leichten Blauschimmer. Dies wird in Eurasien meistens als „Nebel" umschrieben, von den Indianern in Amerika hingegen als

„Rauch". Wenn man den Lebenskraftkörper eines anderen Menschen wahrnimmt, hat er in etwa die Gestalt eines „Menschen aus weißlich leuchtendem Nebel". Die Wahrnehmung des Lebenskraftkörpers eines Toten in dieser Form ist der Ursprung der Darstellung von Geistern als „Bettlaken-Gespenstern". Manchmal nimmt man die Lebenskraft in der Dämmerung auch nur als schwach leuchtenden nebligen Schimmer um den Kopf eines Menschen („Heiligenschein") oder bei einem Tier oder einer Pflanze wahr.

- **Wille und Imagination**: Die Lebenskraft wird durch Wille und Imagination gelenkt, da sie der Bereich zwischen Bewusstsein und Materie ist.

- **Pranayama** (Atemübungen): Um die Imagination zu erleichtern, wird sie oft mit dem Atem gekoppelt, d.h. man atmet in einem bestimmten Rhythmus, stellt sich dabei bestimmte Dinge vor (meist den Fluss der Lebenskraft im eigenen Körper) und spricht dabei innerlich bestimmte Worte, die das beschreiben, was man gerade tut.

5. Kundalini

Die Kundalini ist der Hauptlebenskraftfluss im Lebenskraftkörper. Er führt vom Wurzelchakra (zwischen Genitalien und After) zum Scheitelchakra. Das Erwachen der Kundalini ist neben der Astralreise eines der intensivsten Erlebnisse mit dem nicht-physikalischen Anteil des Menschen, also mit dem Lebenskraftkörper. Wie sich diese beiden Dinge anfühlen, kann man nicht wirklich anschaulich beschreiben – genauso wenig, wie man jemandem einen Orgasmus beschreiben kann, der noch nie einen erlebt hat.

- **Pranayama**: Diese Methode kann man auch auf die Kundalini anwenden: Man stellt sich dabei dann vor, dass sie in der Mitte des Körpers als Schlange oder als Feuerstrahl aufsteigt.

- **Mantren**: Die ständig wiederholten Worte, die während der Imagination das eigene Ziel oder die eigene Handlung beschreiben, werden in Indien „Mantra" genannt. Sie sind unter anderem auch eine gute Konzentrationshilfe, da das Bewusstsein oft zum Abschweifen neigt und durch das innerliche Sprechen eines Mantras beschäftigt ist.

- **Lebenskraft-Pumpe**: Man kann das Erwachen der Kundalini auch durch physische Übungen fördern. Die wichtigste von diesen Übungen ist das rhythmische Anspannen und Loslassen der Beckenbodenmuskulatur – in ihr befindet sich das Wurzelchakra, von dem aus die Kundalini zum Scheitelchakra empor-steigt.

- **Traumreisen**: Es gibt nur wenige Dinge in der Magie und in der Meditation, bei denen eine Traumreise nicht hilfreich sein könnte. Bei dem Bestreben, die eigene Kundalini zu erwecken, sind naheliegenderweise Traumreisen zu der eigenen Kundalini hilfreich, da die eigene Kundalini am besten weiß, wie man sie erwecken bzw. sich die Kundalini bewusst machen kann.

6. Seele

Die Seele ist ein Begriff, der auf recht verschiedene Weisen verwendet wird. In dieser Betrachtung der Drogen bezeichnet „Seele" das, was sich in einem Menschen inkarniert hat und was von ihm nach seinem Tod weiterbestehen bleibt. Die Seele ist sozusagen die Eichel, aus der dann die Eiche wächst. Diese „Eichel" ist die Quelle, die Mitte und die innere Sonne.

- **Traumreise zur Mitte**: Die einfachste Möglichkeit, die eigene Seele kennen-zulernen, ist eine Traumreise zur eigenen Mitte. Dabei kann man z.B. ein Mitte-Symbol als Traumreisen-Tor benutzten oder in der Traumreise zum Weltenbaum reisen und dort die eigene Seele rufen.

- **Tempelstadt-Meditation**: Eine ähnliche Methode ist die Imagination der Wanderung in die „Sonnenstadt", in deren Mitte ein runder Tempel steht, der das Herzchakra symbolisiert. Dort ruft man dann die eigene Seele herbei.

- **Mandala**: Ebenfalls recht ähnlich ist die Verwendung eines Mandalas, das die innere „Geographie" eines Menschen darstellt: Der äußere Kreisring ist der Körper, der mittlere Kreisring ist die Psyche und der innere Kreis ist die Seele. Zu dieser Mitte kann man in einem Ritual oder in einer Meditation schrittweise von außen her gehen. Oft gibt es vier Wege von außen nach innen, die den vier Elementen entsprechen.

- **Horoskop**: Man kann auch das eigene Horoskop als Mandala benutzen, indem man die Planetensymbole auf Zettel malt und sie so in einen Kreis legt, wie sie in dem eigenen Horoskop stehen. Das Zentrum ist dann sowohl das bewusste Ich als auch die eigene Seele. Dort stellt man sich dann hin und schaut, was man dort wahrnimmt.

- **Familienaufstellung**: Bei einer Familienaufstellung kann man nicht nur konkrete Personen aufstellen, d.h. durch einen Teilnehmer darstellen lassen, sondern auch die eigene Seele. Dieses Verfahren ähnelt der Mandala-Methode.

- **Trommeln/Harfe**: Menschen, die ihre eigene Seele bereits kennen und die ein größeres Interesse an diesem Thema haben, finden manchmal eine Möglichkeit, auch die Seele eines anderen herbeizurufen und sie dem Betreffenden bewusst zu machen. Diese Methode kann u.a. ein schlichtes Trommeln sein, aber genauso gut das Spielen auf einer Harfe.

7. Götter und Geister

Es gibt die Möglichkeit, auch die Geister von Toten, von Naturwesen und von Gottheiten wahrzunehmen und mit ihnen zu sprechen und Hilfe von ihnen zu erhalten.

- **Traumreisen**: Die einfachste und naheliegendste Methode ist wieder die Traumreise, die in der Magie und in der Meditation sozusagen das Allzweck-Handwerkszeug ist.

- **Invokationen**: Bei der Invokation identifiziert sich derjenige, der die Gottheit anruft, mit ihr. Dabei beschreibt man zunächst die Gottheit aus der Distanz („Sie ist …"), dann spricht man die Gottheit, die einem gegenübersteht, an („Du bist …"), und schließlich spricht man selber als diese Gottheit („Ich bin …").

- **Evokationen**: Bei der Evokation („Beschwörung") ruft man einen Geist herbei und bittet ihn, im Außen sichtbar zu werden. Die Evokation ist also eine Methode, mit der man eine Vision herbeiführen kann, d.h. ein inneres Bild (aus dem Bereich der Lebenskraft) in die äußere Wahrnehmung integriert.

- **Schwitzhütte**: Die Schwitzhütte ist vermutlich das älteste Ritual. Es verkörpert die Rückkehr in den Bauch der Mutter und stellt das Urvertrauen wieder her.

8. Bewusstseins-Bewegungen

Das Bewusstsein ist beweglicher und hat mehr Möglichkeiten als man normalerweise in unserer Kultur annimmt. Das drastischste Erlebnis ist natürlich die Astralreise, aber es gibt auch noch einige andere Möglichkeiten.

- **Silberschnüre**: Die telepathischen Verbindungen zwischen zwei Menschen oder zwischen einem Menschen und einem Tier, einem Gegenstand usw. kann als eine Lebenskraft-Schnur wahrgenommen werden. Man kann diese „silbernen", d.h. milchig-weiß leuchtenden Schnüre auch gezielt herstellen und auflösen.

- **Hypnose**: Bei der Hypnose schaltet der Hypnotiseur das Wachbewusstsein des Hypnotisierten aus und stellt sich selber an die Stelle von dessen Wachbewusstsein und kann den Hypnotisierten dann in begrenztem Masse lenken.

- **Bewusstseinsübertragungen**: Sehr ähnlich wie die Hypnose, aber deutlich unspektakulärer ist die Übertragung oder Ausdehnung des eigenen Bewusstseins auf den Körper eines anderen Menschen, wodurch man dann die Chakren und Organe des anderen wahrnehmen und auch verändern (in der Regel also heilen) kann.

9. Mantren

Mantren sind zunächst einmal Konzentrationshilfen. Wenn ein Mantra längere Zeit benutzt worden ist, lädt es sich jedoch gewissermaßen auf, sodass man in Notsituationen auf dieses Mantra als „Lebenskraft-Vorrat" zurückgreifen kann. Ein Mantra, das von einer Gruppe von Menschen gleichzeitig benutzt wird, kann entsprechend eine sehr hohe Kraft und Wirksamkeit entfalten.

- **Ein-Wort-Mantren**: Mantren, die aus einem einzigen Wort bestehen, beschreiben in aller Regel das, was man anstrebt. Das gilt auch für einzelne Sätze oder kurze Lieder, die ständig wiederholt werden.

- **Zwei-Wort-Mantren**: Die Mantren, die aus zwei Worten bestehen, sind dynamischer. Das erste Wort bezeichnet eine Kraftquelle wie z.B. „Ares" und das zweite Wort das Ziel wie z.B. „Kraft". Das erste Wort spricht man (innerlich) beim Einatmen, das zweite beim Ausatmen. Man kann sich zudem noch vorstellen, dass man in dem genannten Beispiel mit dem Einatmen Lebenskraft von „Ares" zu sich in das passende Chakra (vermutlich das Hara oder das Sonnengeflecht) zieht und diese Lebenskraft dann beim Ausatmen dort aufleuchten lässt.

10. Stille

Diese Meditation ist von der größtmöglichen Schlichtheit, aber dennoch sehr wirkungsvoll.

- **Stille-Meditationen**: Man setzt sich hin und hört auf zu denken, sich Bilder vorzustellen oder etwas zu fühlen. Vermutlich ist es für die meisten Menschen am einfachsten, einmal von jemandem, der diese Meditation bereits beherrscht, mit in diesen Zustand hineingenommen zu werden, damit man „auf den Geschmack kommt". In diesem Zustand ist man einfach nur noch Bewusstsein, das sich seiner selbst bewusst ist, aber keine Inhalte mehr hat.

Diese Darstellung dieser zehn Methoden aus der Meditation und der Magie dient nur der Darstellung der Vielfalt der Möglichkeiten, „mit der eigenen Psyche aktiv zu sein". Sie ist weder ein Nachweis, dass diese „inneren Tätigkeiten" wirksam sind noch sind sie eine vollständige Anleitung zu diesen „inneren Aktivitäten". Zunächst einmal sollen diese kurzen Skizzierungen lediglich zeigen, dass die geübte Psyche in etwa genauso viele Werkzeuge zur Verfügung hat wie es Drogen gibt. Die Chancen für die Absicht, die Erlebnisse, die man mit Drogen machen kann, auch ohne diese Drogen zu erreichen, stehen also zunächst einmal nicht schlecht.

Die meisten der in diesem Kapitel kurz dargestellten Themen wie Telepathie, Telekinese, Mandalas, Rituale usw. werden in der Buch-Reihe „… für Anfänger" von Harry Eilenstein ausführlich dargestellt.

> *Drogen sind Tore zu außergewöhnlichen Erlebnissen.*
> *Die Methoden der Meditation und der Magie sind ebenfalls Tore zu*
> *außergewöhnlichen Erlebnissen.*
> *Beide öffnen die Tore zur Psyche.*

6. Sachkenntnis

♍

Die Wirkung von Drogen kann sehr verschieden sein und auch die Reaktion der verschiedenen Menschen auf eine Droge kann individuell ausfallen. Weiterhin ist die Dosierung wichtig, da manche Drogen in zu hoher Dosierung tödlich sind.

Ein bestimmtes Kraut, das an zwei verschiedenen Orten wächst, kann eine verschieden starke Wirkung haben – das ist zum Beispiel vom Fliegenpilz gut bekannt. Die Stärke der Wirkung einer Kräuter-Droge hängt u.a. davon ab, auf welchem Boden sie wächst.

Die gesellschaftliche Bewertung einer Droge und somit auch ihre rechtliche Einstufung haben sich in den meisten Fällen im Laufe der Zeit sehr stark verändert. Manche Drogen sind im Kult üblich gewesen, wurden verboten, waren nur als Arzneimittel zugelassen, wurden wieder erlaubt, sind in der einen Kultur hoch angesehen, aber in der anderen verteufelt usw.

Es findet heutzutage sogar eine Art Wettlauf zwischen der Entdeckung neuer Drogen durch findige, experimentierfreudige Köpfe und dem Verbot dieser Drogen durch den Staat statt. Diese komplexe Rechtslage sollte man bei Experimenten mit Drogen zumindest im Blick behalten.

Viele Drogen haben einen Effekt, der von Meditationen nicht bekannt ist: der „Drogen-Kater", der dem „Kater" gleicht, der nach einem größeren Alkoholkonsum auftritt. Dieser „Kater" ist in den meisten Fällen das Gegenstück zu der Wirkung der Droge:

-   macht die Droge aktiv, ist man anschließend passiv;
-   mobilisiert die Droge Kraftreserven, ist man anschließend erschöpft;
-   macht die Droge fröhlich, ist man anschließend bedrückt;
-   macht die Droge entspannt, ist man anschließend unruhig;
-   macht die Droge erfüllt, fühlt man sich anschließend leer;
    usw.

Dieser „Drogen-Kater" entsteht dadurch, dass man den Körper und die Psyche durch die Drogen aus dem normalen Ablauf der inneren und äußeren Prozesse heraus in eine bestimmte Richtung verschiebt – das bewirkt, dass diese Seite anschließend erschöpft ist und man daher eine ähnlich große Bewegung in die Gegenrichtung erlebt. Dieser „Drogen-Kater" fällt bei den verschiedenen Drogen nicht nur ihrer Wirkung entsprechend qualitativ verschieden aus (Verstimmung, Erschöpfung, Leere usw.), sondern auch von seiner Intensität her. Dieser „Drogen-Kater" wird bei manchen, aber nicht bei allen Drogen auch noch durch die Spätwirkungen der Droge oder ihrer Abbauprodukte verstärkt.

Mithilfe der Kirlian-Photographie (Hochspannungs-Photographie) lässt sich zeigen, dass Drogen die Art der „elektrischen Aura" verändern. In der Regel sind dies Lücken in der „elektrischen Aura", die bei dieser Methode fotografiert werden. Es ist hingegen nicht bekannt, dass durch Meditationen ähnliche Lücken oder Löcher in dem fotografierten elektrischen Feld entstehen.

Die Kirlian-Photographie ist als Diagnose-Methode jedoch noch immer ziemlich umstritten.

Ein sehr großer Teil der Drogen wirkt über die biochemische Einflussnahme auf die Rezeptoren zwischen den einzelnen Nervenzellen, d.h. die Drogen verändern den Fluss der Elektrizität in den Nerven und im Gehirn. Dieser biochemische Aspekt der Drogenwirkung erklärt natürlich nicht solche Erlebnisse wie z.B. eine Astralreise – sie zeigt nur die biochemische Seite dieser Vorgänge auf, die auch vorhanden ist. Die Bewertung des Realitätsgehalts von Erlebnissen unter Drogen ist oft eine schwierige Angelegenheit – was in gleichem Maße auch für Meditations-Erlebnisse gilt.

All diese Dinge – also die individuelle Reaktion auf eine Droge, das Anbaugebiet der Droge, die Rechtslage, der „Drogen-Kater" und die Wirkungsweise – sollten bei Versuchen mit Drogen bekannt sein und berücksichtigt werden, um keine unerwünschten Überraschungen zu erleben. Es empfiehlt sich daher für Unerfahrene, derartige Versuche nur in Begleitung durchzuführen. Das ist jetzt jedoch keineswegs als eine Empfehlung für solche Versuche gemeint.

Förderlich ist Sachkenntnis und Vorsicht.

7. Analogie

♎

Es gibt eine große Vielfalt an Drogen und es gibt eine große Vielfalt an magisch-meditativen Methoden. Sowohl die in diesem Buch aufgeführten 69 Drogen als auch die hier aufgeführten 36 Methoden kann man in je 10 Gruppen zusammenfassen – doch diese beiden Zehnergruppen sind sehr verschieden.

Wie lässt sich nun erkennen, ob die Drogen-Erlebnisse wirklich den Meditations-Erlebnissen entsprechen? Der Ansatz, jede einzelne Droge einer magisch-meditativen Technik zuzuordnen, ist nur wenig erfolgversprechend.

Es wäre hilfreich, eine Landkarte des Innenlebens des Menschen zu haben, auf der man sowohl die Drogen-Wirkungen als auch die die Meditations-Wirkungen an eindeutigen Orten eintragen kann. Glücklicherweise gibt es eine solche Landkarte: den Lebensbaum. Leider würde eine gründliche Herleitung und Darstellung dieser „Landkarte" sehr viel Raum einnehmen, sodass hier nur eine einfache Folge von fünf Bereichen verwendet wird.

Diese fünf Bereiche sind:

Die Landkarte der Psyche			
Einheiten	*Religion*	*Bewusstsein*	*Medizin/Psychologie*
Einheit	Gott	Einheits-Bewusstsein (unio mystica, Nirvana usw.)	Religion
Kontinuum	Götter	kollektives Unterbewusstsein	Religion, Jung'sche Psychologie
Zentren	Seelen	Seelenbewusstsein (Tiefschlaf)	Transpersonale Psychologie
Verbindungen	Psyche	Traumbewusstsein	Freud'sche Psychologie
Vielheit	Leib	Wachbewusstsein	Verhaltenspsychologie

Die beiden Pole in dieser Folge von fünf Bereichen sind die Einheit (Gott) oben und die Vielheit (Leib) unten. In der linken Spalte stehen die Einheiten allgemein, in der mittleren Spalte die Einheiten der Religion und des Bewusstseins und in der rechten Spalte die verschiedenen Richtungen der Psychologie bzw. der Religion.

In jedem dieser fünf Bereiche gibt es eine bestimmte Art der Wahrnehmung, anhand derer man erkennen kann, in welchem Bereich man sich befindet. Das ist sehr hilfreich, wenn man Meditations-Erlebnisse mit Drogen-Erlebnissen vergleichen will.

Die verschiedenen Arten der Wahrnehmung 1			
Einheiten	*Bewusstsein*	*Blick*	*Art des Sehens*
Gott (Einheit)	Einheits-Bewusstsein	nach innen	gleißend-weißes Licht
Götter (Kontinuum)	kollektives Unterbewusstsein	nach innen	Konturen im Licht
Seelen (Zentren)	Seelen-Bewusstsein	nach innen	unbewegte, einfache, von innen her leuchtende, farbige Bilder/Symbole
Psyche (Verbindungen)	Traum-Bewusstsein	nach innen	bewegte, graue Bilder mit wenigen Farben; ein Licht-Nebel ist überall, durch den man alle Dinge sehen kann
Körper (Vielheit)	Wach-Bewusstsein	nach außen	von außen her beleuchtete Dinge

Auch hier ist wieder die regelmäßige Folge zu sehen: Unten sieht man von außen her beleuchtete Dinge, oben ist einfach nur Licht; dazwischen folgen von unten nach oben hin graue Schemen, farbig leuchtende Bilder und Konturen im Licht.

Diese fünf Bereiche sind durch vier Übergänge voneinander getrennt, die traditionelle Namen haben. Auch das Überqueren solch einer Grenze zwischen zwei Bereichen ist mit einer bestimmten, charakteristischen Art der Wahrnehmung verbunden, weshalb man insgesamt neun verschiedene Arten der Wahrnehmung unterscheiden kann:

Die verschiedenen Arten der Wahrnehmung 2			
Einheiten	*Bewusstsein*	*Blick*	*Art des Sehens*
Gott (Einheit)	Einheits-Bewusstsein	nach innen	gleißend-weißes Licht
„Schöpfung"	*Übergang*	*Blick weiten*	*ein Tor im Licht*
Götter (Kontinuum)	kollektives Unterbewusstsein	nach innen	Konturen im Licht
„Abgrund"	*Übergang*	*Blick weiten*	*Auflösung der Abgrenzungen*
Seelen (Zentren)	Seelen-Bewusstsein	nach innen	unbewegte, einfache, von innen her leuchtende, farbige Bilder/Symbole
„Graben"	*Übergang*	*Blick weiten*	*von innen her leuchtende, farbige Bilder mit sehr scharfen Rändern, die fließen und sich ständig verwandeln*
Psyche (Verbindungen)	Traum-Bewusstsein	nach innen	bewegte, graue Bilder mit wenigen Farben; ein Licht-Nebel ist überall, durch den man alle Dinge sehen kann
„Schwelle"	*Übergang*	*Blick weiten*	*still werden, sich nach innen richten, etwas spüren, erste innere Bilder sehen*
Körper (Vielheit)	Wach-Bewusstsein	nach außen	von außen her beleuchtete Dinge

Diese vier Übergänge sind offenbar die Tore zu bestimmten Erlebnis-Bereichen – sowohl was die Drogen betrifft als auch was die Meditation betrifft.

Die Art der Wahrnehmung an den vier Übergängen steht auch von ihrem Stil her zwischen der Art der Wahrnehmung des Bereiches unter ihnen und des Bereiches über ihnen. Die Landkarte, auf der man die Drogen-Erlebnisse und die Meditations-Erlebnisse eintragen kann, ist jetzt schon recht differenziert.

- Die „**Schwelle**" an dem Übergang von dem äußeren Sehen zu dem inneren Sehen führt zur Wahrnehmung der Inhalte der eigenen Psyche in Träumen, auf Traumreisen und in Visionen. Dort nimmt man auch die Lebenskraft wahr. Die Existenz einer Lebenskraft sollte man natürlich nicht einfach glauben – es hat sich lediglich gezeigt, dass man viele Erlebnisse in diesem Bereich am besten mit einem solchen Begriff beschreiben kann.

  Die „Schwelle" ist traditionell das „Tor des Mondes", das durch die Ausrichtung der eigenen Wahrnehmung von dem Außen zu dem Innen führt.

- Das Überqueren des „**Grabens**" an dem Übergang von der Psyche zu der Seele ist eines der wichtigsten Erlebnisse überhaupt, da man dort der eigenen Seele begegnet. Man sieht sie vor sich und weiß dann, wer man ist. Das ist kein Denken, sondern ein Erleben. Dann endet die Suche nach dem Sinn des Lebens, weil man den Lebenssinn dann in der Gestalt seiner Seele vor sich sieht: Der Lebenssinn ist es, das Wesen der eigenen Seele in jeder Situation auszudrücken – sie so ungehindert wie möglich durch die eigene Psyche nach außen strahlen lassen.

  Der „Graben" ist traditionell das „Tor der Sonne", das durch die Ausrichtung auf die eigene Mitte zu der Quelle des eigenen Wesens führt.

- Der „**Abgrund**" an dem Übergang von der Seele zu den Gottheiten führt von dem Bereich, in dem man eine klare Grenze hat, zu dem Bereich, in dem es keine Abgrenzungen mehr gibt. Hier erlebt man, dass die eigene Seele ein „Tropfen" von dem „Meer" einer Gottheit ist. Diese Gottheit wird traditionell „Clan-Gottheit" o.ä. genannt.

  Der „Abgrund" ist traditionell das „Tor des Saturn", das durch Hingabe zu den Gottheiten führt.

- Die „**Schöpfung**" ist der Übergang von den Gottheiten zu dem einen Gott. Wenn man dorthin kommt, erlebt man nur noch ein gleißend-weißes Licht, das eine vollständig ungegliederte Einheit ist. In der Religion wird dies „unio mystica", „Nirvana", „Samadhi", „Satori" usw. genannt.

  Die „Schöpfung" ist traditionell das „Tor des Pluto", das durch Loslassen zu dem Einheits-Erlebnis führt.

Diese innere Landkarte ist hilfreich, um die Wirkungen der einzelnen Drogen besser zu verstehen. Der klassische Lebensbaum der Kabbala, mit dem diese Landkarte eng zusammenhängt, ist noch etwas differenzierter, aber diese Folge von fünf Bereichen und vier Übergängen reicht bereits aus, um die Drogen anhand ihrer verschiedenen Wirkungen genauer betrachten zu können.

Die Drogen sind Türöffner für die vier inneren Tore –
Meditation und Magie ebenso.

8. Gefahren

♏

Es ist sinnvoll, sich den möglichen Nutzen der Drogen anzuschauen, doch dabei sollte man nicht übersehen, dass die Drogen auch Gefahren bergen. Man sollte jedoch – wie bei jedem Thema – nicht alles über einen Kamm scheren, sondern sich die Nutzen und Gefahren bei jeder einzelnen Droge genau ansehen.

Auch Medikamente sind ein Eingriff in die Psyche und den Leib und haben oft allerlei Nebenwirkungen – trotzdem sind sie große Helfer bei der Heilung. Entsprechend differenziert sollte man auch die Drogen betrachten, die den Medikamenten sehr ähnlich sind.

Die Statistik der Todesursachen auf der nächsten Seite gibt am deutlichsten eine Übersicht darüber, wie gefährlich Drogen sind.

Rauchen mit 6,2 Millionen Toten/Jahr und das Trinken von Alkohol mit 3,3 Millionen Toten stehen ganz oben auf dieser Statistik. Diese beiden Süchte sind die Hauptursachen für Sucht-Tode.

Wenn man bedenkt, dass 296 Millionen Menschen andere Drogen als Alkohol und Tabak nutzen und in dieser Todes-Statistik nur die 100.000 Toten auftreten, die an Opium oder Heroin gestorben sind, wird deutlich, dass Alkohol und Tabak das eigentliche Problem sind, zu dem bei den übrigen Drogen nur noch Opium und Heroin hinzukommen.

Etwas vereinfacht gesagt ist man, wenn man auf Alkohol, Tabak, Opium und Heroin verzichtet, bei den Drogen schon auf der sicheren Seite. Natürlich müsste man eigentlich schauen, wie viele Menschen wie oft welche Drogen benutzen und wie häufig es dabei zu Todesfällen oder schweren Beeinträchtigungen im weiteren Leben kommt, doch solche Statistiken sind leider nicht verfügbar.

Todesart		Tote/Jahr	Anteil
Bluthochdruck		10.900.000	17,3 %
Hunger		9.000.000	14,3 %
Luftverschmutzung außen:	4.700.000		
Luftverschmutzung innen:	3.400.000		
Luftverschmutzung gesamt		8.100.000	12,9 %
Rauchen aktiv:	5.600.000		
Rauchen passiv:	600.000		
Rauchen gesamt:		6.200.000	9,8 %
Schlaganfall		6.200.000	9,8 %
Hoher Blutzucker		5.300.000	8,4 %
Fettleibigkeit		3.700.000	5,9 %
Hoher Cholesterinspiegel		3.700.000	5,9 %
Alkoholkonsum		3.300.000	5,2 %
Covid		3.200.000	5,1 %
Neugeborenen-Tode		2.000.000	3,2 %
Ernährung mit zu viel Natrium		1.900.000	3,0 %
Atemweg-Krebs		1.800.000	2,9 %
Frucht-arme Ernährung		1.700.000	2,7 %
Vollkorn-arme Ernährung		1.600.000	2,5 %
Alzheimer/Dementias		1.600.000	2,5%
Durchfallerkrankungen		1.500.000	2,4 %
Diabetes		1.500.000	2,4 %
Nierenerkrankungen		1.300.000	2,1 %
Leberzirrhose		1.300.000	2,1 %
Vrekehrsunfall		1.300.000	2,1 %
Tuberkolose		1.200.000	1,9 %
Hochdruck-Herz		1.200.000	1,9 %
Dickdarm/Mastdarm-Krebs		900.000	1,4 %
Magenkrebs		800.000	1,3 %
Stechmücken-Krankheiten		800.000	1,3 %
Selbstmord		700.000	1,1 %
Sturz		700.000	1,1 %
AIDS		700.000	1,1 %
Mord		600.000	1,0 %
Brustkrebs		600.000	1,0 %
Opium/Heroin		100.000	0,2 %
Krieg		100.000	0,2 %
Sonstige		3.000.000	4,8 %
Gesamt		63.000.000	100,0%

Noch klarer wird die Situation, wenn man schaut, in welchem der zehn Drogen-Gruppen überhaupt Todesfälle vorkommen.

1. Entspannende bis betäubende Drogen:
- Opium / Heroin: *100.000 Tote/Jahr*

2. Anregende und stärkende Drogen
- Tabak: *6.000.000 Tote/Jahr (10% davon Passivraucher)*
- Guaraná / Kava: *wenige*

3. Stimmungsaufhellende Drogen
- *keine Todesfälle*

4. Traum-intensivierende Drogen
- Engelstrompeten / Passionsblume: *selten*

5. Visionen-verursachende Drogen
- Alraune / Peyote-Kaktus / Echinopsis-Kakteen / Steppenraute / Himmelblaue Prunkwinde: *selten*

6. Kundalini-anregende Drogen (Hanf)
- *keine Todesfälle*

7. Klarheits-fördernde Drogen
- *keine Todesfälle*

8. Emotions-fördernde Drogen
- Alkohol: *3.300.000 Tote/Jahr*
- Betel: *unbekannt (falls Todesfälle vorkommen, dann nur wenige)*

9. Bewusstseins-erweiternde Drogen
- *keine Todesfälle*

10. Astralreisen-verursachende Drogen
- Schwarzes Bilsenkraut / Ägyptisches Bilsenkraut / Schwarzer Nachtschatten / Stechapfel Krainer Tollkraut / Ololiuqui / Beach Moonflower / Gefleckter Schierling / Wasserschierling: *selten*

Die drei Drogen-Gruppen, in denen Todesfälle häufig sind, sind

-   die **anregenden bis stärkenden Drogen** *(Tabak: 6.000.000 Tote/Jahr)*,

-   die **emotionsfördernden bis enthemmenden Drogen** *(Alkohol: 3.300.000 Tote/Jahr)* und

-   die **entspannenden bis betäubenden Drogen** *(Opium / Heroin: 100.000 Tote/Jahr).*

Warum sind es gerade diese drei Gruppen?

Um die Antwort auf diese Frage zu finden, hilft ein Blick auf die heile Entwicklung eines Menschen.

-   In der **oralen Phase** (0-1 Jahr) ruht das Baby idealerweise in Fülle, Geborgenheit und Urvertrauen. Wenn dies gestört wird, entsteht Mangel. Mangel kann „laut" als Gier gelebt werden und „leise" als Verzicht.

-   In der **analen Phase** (1-2 Jahre) entdeckt das Kleinkind idealerweise seine eigene Kraft. Wenn dies gestört wird, entsteht Angst. Angst kann „laut" als Täter-Haltung gelebt werden und „leise" als Opfer-Haltung.

-   In der **phallischen Phase** (2-6 Jahre) entwickelt das Kind idealerweise ein Ich, d.h. es ruht in Selbstliebe. Wenn dies gestört wird, entstehen Selbstzweifel. Selbstzweifel können „laut" als Angeberei gelebt werden und „leise" als Schüchternheit.

Ein Mensch, der im **Mangel** lebt und als Verhalten die **Gier** gewählt hat, sehnt sich nach Fülle – letztlich nach der Muttermilch. Er wird daher die Drogen nehmen, die entspannen, die eine innere Wärme erzeugen und das Gefühl von Geborgenheit vermitteln. Das sind die entspannenden bis betäubenden Drogen, von denen Opium und Heroin am stärksten wirken. Diese Drogen sind ein Ersatz für die Fülle, die dem Baby gefehlt hat – und die daher auch noch dem erwachsenen Menschen fehlt.

Ein Mensch, der in **Angst** lebt und als Verhalten die **Täter**-Haltung gewählt hat, sehnt sich nach Stärke. Er will mehr leisten können, er will sich keiner Bedrohung aussetzen, er will durch Überstunden genug verdienen usw. Er wird daher die Drogen nehmen, die anregen und stärken und die es ihm ermöglichen, immer weiter zu arbeiten – auch über den Punkt der Erschöpfung hinaus. Das sind die anregenden bis stärkenden Drogen, von denen Tabak und evtl. noch Betel die gefährlichsten sind. Diese Drogen sind ein Ersatz für die Kraft, die dem Kleinkind gefehlt hat – und die daher auch noch dem erwachsenen Menschen fehlt.

Ein Mensch, der in **Selbstzweifeln** lebt und als Verhalten die **Angeberei** gewählt hat, sehnt sich nach Selbstliebe und nach dem eigenen Strahlen – letztlich nach der eigenen Seele. Er wird daher die Drogen nehmen, die enthemmen und seine Selbstzweifel auflösen. Das sind die emotionsfördernden bis enthemmenden Drogen, von denen der Alkohol am weitesten verbreitet ist. Diese Droge ist ein Ersatz für die Selbstliebe, die dem Kind gefehlt hat – und die daher auch noch dem erwachsenen Menschen fehlt.

Diese drei Gruppen von Drogen sind also im Grunde Psychopharmaka, die sich die Kranken selber verordnen, um sich von ihrem Mangel, ihrer Angst und ihren Selbstzweifeln zu befreien. Leider sind diese Drogen nicht für diesen Zweck geeignet und zerstören zudem die Gesundheit und können zum Tod führen.

Der Süchtige, der Täter und der Angeber sind die drei „lauten" Varianten des Mangels der Angst und der Selbstzweifel. Sie eigen zum Nehmen von Drogen.

Die drei „leisen" Varianten sind 1. der Asket, der den Mangel durch Verzicht in den Griff bekommen will, 2. das Opfer, das seine Angst durch Anpassung oder Flucht in den Griff bekommen will, und 3. der Schüchterne, der seine Selbstzweifel, die Scham und seine Schuldgefühle durch Verbergen in den Griff bekommen will. Diese drei neigen deutlich weniger zum Nehmen von Drogen als die drei „lauten" Varianten (Süchtiger, Täter, Angeber), da sie die Lösung für ihre Probleme in einem ausweichenden Verhalten (Verzicht, Flucht, Unscheinbarkeit) suchen und nicht wie die drei „lauten" Varianten in einem aggressiven Verhalten (Gier, Dominanz, Angeberei).

Es ist förderlich, sich die eigene Motivation für das Nehmen von Drogen genau anzusehen.

9. Ziele

♐

Was will man eigentlich damit erreichen, dass man Drogen nimmt? Wenn man sich die Motivationen anschaut, kann man ein Dutzend verschiedene Gründe deutlich unterscheiden.

Bevor man einen bestimmten Weg zu dem ausgewählten Ziel einschlägt – hier also z.B. Drogen zu nehmen – sollte man schauen, welche anderen Wege es außerdem noch zu diesem Ziel gibt und welcher dieser möglichen Wege der Beste ist.

1. Ziel: Entspannung

Man könnte entspannende Kräuter benutzen, was jedoch nur beim Baldrian ungefährlich ist, da er keine Schäden hervorruft. Mit Vorsicht zu genießen sind Bittersüßer Nachtschatten, Schlafmohn, Kratom und Rispenblütriger Celastrus sowie Benzodiazepine. Opium und Heroin sind hingegen ausgesprochen gefährlich.

Da das Bedürfnis nach Entspannung (und Weltflucht) vor allem bei inneren Verkrampfungen auftreten, die oft zu Depressionen führen, können hier auch die stimmungsaufhellenden Drogen benutzt werden. Dies sind 1. das Echte Johanniskraut, das jedoch nur eine schwache Wirkung hat; 2. das Psilocybin, das mit therapeutischer Begleitung auch Traumata auflösen kann; sowie 3. die Antidepressiva, die jedoch schnell abhängig machen und nur im Zusammenhang mit Therapien wirklich heilen können.

Kurzfristig helfen aber auch Entspannungsübungen; mittelfristig Yoga, autogenes Training, Runen-Übungen u.ä.; sowie langfristig fast alle Arten des Meditierens, alle Formen der Selbsterkenntnis, Schwitzhütten, Traumreisen zu einer Muttergöttin und Traumreisen zur eigenen Seele. Letztlich geht es hier darum, das Grundlebensgefühl des Mangels aufzulösen und das Grundgefühl der Fülle und des Urvertrauens wiederzufinden.

=> *Hier hängt es von der eigenen Vorliebe ab, welche Methode man benutzt. Aller-*

dings ist Baldrian, der das einzige vollkommen ungefährliche Entspannungs-Kraut ist, auch nicht sehr wirksam. Das Problem der inneren Verkrampfung sollte also besser auf die gründliche Weise mithilfe von Meditationen, Therapien und ähnlichem angegangen werden.

2. Ziel: Anregung

Die anregenden und stärkenden Kräuter haben den Nachteil, dass sie schwach oder stark süchtig machen und dass sie dem Leib ja keine neue Vitalität zuführen, sondern nur die eigenen Vorräte 'plündern', was dazu führt, dass auf die Anregung und Stärkung, die durch die Kräuter verursacht werden, anschließend eine Müdigkeit und Schwäche folgt. Die hierhin gehörenden Drogen, die mehr oder weniger stark wirken, aber auch abhängig machen können und im Fall von Tabak sehr große Schäden hervorrufen können, sind: Tabak, Bauern-Tabak, Kaffee, Kakao, Tee, Kola, Koka, Kava, Guaraná, Bio-Ecstasy, Kath und Meerträubel.

Kurzfristig helfen Atemübungen und die Anrufungen der vier Elemente; langfristig hilft die Anrufung der eigenen Clan-Gottheit, das regelmäßiges Durchführen des Erweckens der Kundalini und vor allem klare Ziele, die wirklich aus dem Herzchakra kommen und mit der eigenen Seele und der eigenen Clan-Gottheit übereinstimmen. Letztlich geht es hier darum, das Grundlebensgefühl der Angst aufzulösen und die eigene Kraft und Gelassenheit wiederzufinden.

=> Als Dauerlösung ist hier eine Form des Meditierens oder eine der magisch-rituellen Möglichkeiten vorzuziehen, da sie keine anschließende Erschöpfung bewirken, nicht süchtig machen und die eigene Vitalität dauerhaft steigern können.

3. Ziel: Enthemmung

Enthemmende Drogen sind vor allem Bier, Wein und ähnliches sowie Betel, Ecstasy (MDMA) und Sinicuichi. Während vor allem Alkohol, aber auch Betel gefährlich sind, sind Ecstasy und Sinicuichi weitgehend ungefährlich. Alle diese Drogen haben jedoch den Nachteil des sich an den Rausch anschließenden schlechten Zustandes – des 'Katers' – und der Unfälle und Streitereien, die oft nach dem Genuss von Alkohol auftreten. Der 'Kater' ist das auf die erwünschte Wirkung folgende Gegenstück zu der erwünschten Wirkung, das auch bei den entspannenden Drogen als Entzug und bei den anregenden Mitteln als Erschöpfung auftritt.

Eine ungefährliche und zugleich langfristige Möglichkeit sind Traumreisen zu den eigenen Hemmungen und ihre Heilung – doch das ist oft unangenehm … Auch Tanzen kann hilfreich sein. Letztlich geht es hier darum, das Grundlebensgefühl der Selbstzweifel aufzulösen und die eigene Selbstliebe wiederzufinden. In diesem Zusammenhang ist der Kontakt zu der eigenen Seele die wichtigste Hilfe.

=> Kurzfristig ist das Trinken von Bier am einfachsten, aber langfristig wäre natürlich eine Auflösung der Hemmungen durch den Kontakt zur eigenen Seele und die dadurch entstehende strahlende Lebenshaltung erstrebenswert – zumal ständiges Biertrinken auch zu beträchtlichen Schädigungen insbesondere des Denkvermögens und der Leber führen kann.

4. Ziel: Einsgerichtetheit

Die Drogen, die eine größere Wachheit und Aufmerksamkeit erzeugen und dadurch auch die Konzentration und Einsgerichtetheit fördern, ziehen eine Erschöpfung nach sich, die in etwa so groß ist, wie zuvor die Wachheits-Steigerung – der 'Kater'. Die dafür benutzten Drogen sind die anregenden bis stärkenden Drogen.

Das Meditieren hat demgegenüber den Vorteil, dass es keinen anschließenden 'Kater' gibt. Man kann auch eine Traumreise zu den Aufmerksamkeits-Hindernissen unterneh-men. Manchmal hilft es auch, sich die Wichtigkeit des Zieles klar zu machen oder in das Hara (Nabel-Chakra) zu atmen oder eine passende Gottheit um Hilfe zu bitten.

=> Die Aufmerksamkeits-fördernden Kräuter sind nur kurzfristig wirksam, weshalb man sie immer wieder einnehmen muss, was sehr oft Nebenwirkungen hat – auf jeden Fall ist dann die eigene Aufmerksamkeit von dem Vorhandensein der Kräuter abhängig und der „Kräuter-Kater" könnte zu einem unpassenden Zeitpunkt auftreten. Die Kräuter-freien Vorgehensweisen sind allesamt nur langfristige Hilfen, woraufhin man jedoch die eigene erhöhte Aufmerksamkeit dann eben auch dauerhaft zur Verfügung hat.

5. Ziel: Freude

Hier können Ecstasy, Sinicuichi und Steppenraute helfen. Sie sind alle drei ungefährlich.

Die verschiedenen Formen des Meditierens führen ebenfalls fast alle früher oder später zu der 'grundlosen Freude' – insbesondere die Stille-Meditation und das Meditieren über die eigene Seele und die eigene Clan-Gottheit. Daher ist auch hier die Traumreise zur eigenen Seele und zur eigenen Clan-Gottheit sehr wichtig.

=> Die beiden enthemmenden Drogen Ecstasy und Sinicuichi sowie die Visions-fördernde Droge Steppenraute führen kurzfristig zu einer Freude, einem 'Hoch' mit anschließendem 'Tief' (Kräuter-Kater). Das Meditieren kann hingegen zu einer langfristigen und weitgehend verlässlichen Freude führen. Die Traumreise zur eigenen Seele und zur eigenen Clan-Gottheit ist eine gute Grundlage zum Erreichen der Freude durch das Meditieren.

6. Ziel: Wissen beschaffen

Eine Gruppe der Kräuter ermöglicht besonders klare Träume sowie Gespräche mit den Ahnen, wodurch auch Wissen über die Zukunft, die Heilung von Krankheiten oder verlorene Dinge erlangt werden können. Hier ist es wichtig, die Wirkungen der einzelnen Drogen zu unterscheiden:

- **Drogen, die die Träume intensivieren**: Beifuss, Mexikanisches Traumkraut, Aztekisches Traumkraut, Afrikanisches Traumkraut, Gelbrinden-Akazie, Ubhubhubhu, Afrikanische Traumwurzel, Uvuma Omhlope, Ikhathazo und Indische Seidenpflanze.

- **Drogen, die die Träume intensivieren, aber gefährlich sind**: Engelstrompeten und Passionsblumen.

- **Drogen, die luzide Träume (also Träumen bei vollem Bewusstsein) fördern**: Afrikanisches Traumkraut, Uvuma Omhlope, Ikhathazo und Indische Seidenpflanze.

- **Drogen, die Wahrträume fördern**: Mexikanisches Traumkraut, Afrikanische Traumwurzel und Ikhathazo.

- **Drogen, die den Kontakt zu den Ahnen fördern**: Gelbrinden-Akazie, Ubhub-hubhu und Ikhathazo.

Dasselbe kann jedoch auch durch Omen, Orakel, die Sternkunde, Traumreisen, Aufstellungen und ganz allgemein durch die Telepathie erlangt werden.

=> *Hier stellt sich die Frage, welche Art von Wissen man benötigt. Wenn es lediglich um die grundlegende Erkenntnis von Formen und Eigenschaften geht, sind Omen, Orakel und die Sternkunde ausreichend. Wenn mehr Einzelheiten benötigt werden, sind Aufstellungen passender. Falls möglichst genaues Wissen mit vielen Einzelheiten benötigt wird, sind vermutlich die Telepathie, die Traumreisen sowie die Kräuter, die klare Träume und Ahnen-Gespräche verursachen, das richtige Vorgehen. Man kann natürlich auch schrittweise von einem Orakel über eine Aufstellung zu einer Traumreise oder zu der Verwendung von Kräutern gehen. Die Benutzung der Kräuter zum Erlangen zuverlässiger Informationen erfordert in aller Regel jedoch einiges an Übung.*

7. Ziel: Klarheit

Bei den Drogen hat nur die Hawaiianische Holzrose diese Wirkung und in geringerem Masse auch noch das Kava.

Man sollte es jedoch zunächst einmal mit dem Denken oder dem Gespräch mit einem Freund versuchen; man könnte auch zu der Frage, für die man diese Klarheit braucht, etwas lesen. Schließlich kann man auch eine Traumreise zu dem Thema oder zu einer Gottheit, die für die Frage zuständig sein könnte, unternehmen.

=> *In vielen Fällen lassen sich die normalen Fähigkeiten des eigenen Denkens durch die eine oder andere Möglichkeit deutlich verbessern: das bereits Bekannte überprüfen, über die eigenen Einstellungen nachdenken, etwas lesen, sich selber durch Schreiben sortieren, Gespräche führen und schließlich eine Traumreise zu der Frage unternehmen. Bei der Verwendung von Kräutern ist es möglicherweise notwendig, alles Erkannte sofort auszusprechen und einen Begleiter zu haben, der alles Wesentliche sofort aufschreibt, das man unter dem Einfluss der Kräuter erkennt und ausspricht, da das Gedächtnis während der Wirkung der Kräuter beeinträchtigt sein könnte.*

8. Ziel: Visionen

Die Visions-fördernden Drogen sind zum größten Teil – wenn man sie auf die richtige Weise benutzt – ungefährlich. Man sollte auch hier die unterschiedlichen Wirkungen der Drogen unterscheiden:

-   **Drogen, die Visionen verursachen**: Wermut, Gift-Lattich, Alraune, Ayahuasca, Calumbi, LSD, Candyflip (LSD und Ecstasy), Psilocybin-haltige Pilze, Steppenraute, Rohrglanzgras und der Hautschleim der Aga-Kröte.

-   **Drogen, die Visionen und Hellsehen verursachen**: Peyote-Kaktus und Echinopsis-Kaktus.

-   **Drogen, die Visionen verursachen, aber sehr giftig sind**: Himmelblaue Prunkwinde (Quecksilber-haltig!).

Andere Möglichkeiten zur Erlangung von Visionen sind vor allem Traumreisen, aber auch Anrufungen von Gottheiten oder Gebete an Gottheiten.

=> *Hier hängt die Wahl der Vorgehensweise sehr stark davon ab, warum man eigentlich Visionen haben will. Wenn man einfach etwas erleben will, kann man alle Möglichkeiten ausprobieren – wobei das Benutzen von Drogen natürlich am einfachsten ist. Wenn man häufig gezielt nach ganz bestimmten Visionen sucht, weil man zum Beispiel wissen will, in welchem Zustand sich die Chakren eines Ratsuchenden befinden oder wo der Schlüssel liegt, den jemand verloren hat, ist die Telepathie/Traumreise das wirksamste Hilfsmittel. Es ist ganz allgemein bei all diesen Visions-erzeugenden Methoden sehr wichtig, dass der Betreffende stets unterscheiden kann, was äußere Wahrnehmungen sind und was innere Bilder sind, da er sonst den Bezug zur Welt verlieren könnte und dann 'verrückt' werden würde.*

9. Ziel: Selbsterkenntnis

Die Kräuter, die die Selbsterkenntnis fördern, sind dieselben wie die, die das Erleben von Visionen fördern, da die Selbsterkenntnis vor allem in Form von inneren Bildern erlebt wird. Bei richtiger Anwendung sind diese Kräuter recht ungefährlich.

Andere Ansätze wie Selbstbetrachtungen, Traumreisen, die Traumreise zur eigenen Seele und ähnliches sind vermutlich genauso schnell und haben den Vorteil, dass sie vollkommen ungefährlich sind und derjenige, der sie benutzt, in weit höherem Maße der 'Führer seines eigenen Schiffes' bleibt.

=> *Auch hier ist die Wahl der Vorgehensweise vermutlich vor allem eine Stil-Frage. Traumreisen zur eigenen Mitte können eine gute Grundlage schaffen, da sie zu einer Begegnung mit der eigenen Seele führen. Traumreisen, das eigene Horoskop, Gespräche mit Heilern und Aufstellungen können helfen, das eigene Gemüt zu erkennen, zu verstehen und zu heilen. Kräuter, die auf die Selbsterkenntnis wirken, können helfen, zu grundlegenden Durchbrüchen und Erkenntnissen zu gelangen. Wann was bei diesem Streben förderlich ist, ist sicherlich bei jedem unterschiedlich.*

10. Ziel: Astralreise

Die Kräuter, die eine Astralreise verursachen, sind allesamt sehr gefährlich, da sie einen Beinahe-Tod herbeiführen, der bei der falschen Menge an Kräutern leicht zu einem tatsächlichen Tod führen kann. Die dabei benutzen Kräuter sind: Schwarzes Bilsenkraut, Ägyptisches Bilsenkraut, Schwarzer Nachtschatten, Stechapfel, Krainer Tollkraut, Ololiuqui, Gefleckter Schierling und Wasserschierling. Lediglich der Fliegenpilz kann nicht zum Tod führen – beim Chloroform sind Todesfälle sehr selten.

Im Gegensatz dazu sind die Entspannungsübungen und andere Formen des Meditierens und der Magie, die zu einer Astralreise führen, vollkommen ungefährlich. Allerdings erfordern sie in den meisten Fällen einiges an Geduld.

=> *Hier ist die Frage der Wahl der Methode sehr wahrscheinlich ganz einfach von dem Temperament des Betreffenden abhängig – auch wenn die Drogen-Methode äußerst gefährlich ist.*

11. Ziel: Verbindung zu den Göttern

Das einzige Kraut, das Visionen bewirken und die Verbindung zu den Göttern herstellen kann, ist der Seher-Salbei. Bei der Herstellung einer Verbindung zu den Seelen der Verstorbenen, also zu den Ahnen-Geistern, gibt es eine deutlich größere Auswahl an Kräutern. Der Seher-Salbei ist ungefährlich – die meisten der anderen Visions-Kräuter ebenfalls.

Ein anderer Weg zu diesem Ziel sind Traumreisen und Anrufungen sowie Meditationen mit einem Götter-Namen als Mantra. Beschwörungen von Gottheiten, die dann sichtbar vor einem erscheinen könne, sind hingegen für die meisten schwer zu erreichen und es besteht zudem die Gefahr, dass man dann äußere und innere Bilder nicht mehr klar unterscheiden kann.

=> *Traumreisen, Anrufungen und Meditationen sind die sanften Möglichkeiten, Beschwörungen sind die abenteuerliche Möglichkeit, und der Seher-Salbei ist – wenn er eine Wirkung hat – die heftige Möglichkeit. Die Wahl ist auch hier wieder sehr stark eine Stil-Frage.*

12. Ziel: Verstärkung von Drogen-Erlebnissen

Der Hanf ist sozusagen der Türöffner für Drogen-Erlebnisse, der auch die Wirkung anderer Drogen verstärkt. Aus diesem Grund nutzen weltweit mindestens 200 Millionen Menschen Cannabis – das sind ca. 4% der Weltbevölkerung.

Statt Hanf zu essen oder zu rauchen, kann man sich auch im Meditieren und in Traumreisen üben – das ist kostenlos, legal und das innere Sehen ist dann nach einer Weile jederzeit ohne Vorbereitung verfügbar.

=> *Da Hanf weitestgehend unschädlich ist, kann man ihn benutzen, aber die „Hanf-freie" Fähigkeit, gezielt innere Bilder zu sehen und auf diese Weise z.B. auch effektive Telepathie (verlorene Dinge wiederfinden u.ä.) durchführen zu können, ist letztlich lohnender – aber erfordert eben auch eine gewisse Übung.*

- - -

Man kann sich nun auch fragen, wer welche dieser Drogen nimmt. Dabei zeigen sich sehr deutliche Unterschiede:

Die 1. Gruppe sind die Menschen, die im Mangel, Depression und Verkrampfung leben und daher die entspannenden und betäubenden Drogen nehmen.

Die 2. Gruppe sind die Menschen, die in Angst, Stress und Not leben und daher Aufputschmittel, also anregende bis stärkende Drogen nehmen.

Die 3. Gruppe sind die Menschen, die in Selbstzweifeln, Selbstblockade und Selbstsabotage leben und daher enthemmende und emotionsfördernde Drogen nehmen.

Die 4. Gruppe sind die Forscher, Priester und Magier, die die Welt erkunden wollen. Sie benutzen die Drogen, die ein speziellere Wirkung haben: Klarheit, Wissen beschaffen, Freude, Visionen, Selbsterkenntnis, Astralreise, Göttern begegnen und Einsgerichtetheit.

Daneben gibt es noch einige andere Gruppen, die jedoch nicht wirklich eigenständige Gruppen sind und die die Drogen z.B. aus Neugier, aus Langeweile oder aus Abenteuerlust nehmen.

Diese verschiedenen Ziele zeigen, dass es auch nötig sein kann, das äußere Leben zu verändern und zum Beispiel die Armut zu lindern oder die Arbeitsbedingungen zu verbessern, um die Motivation zum Nehmen von Drogen aufzulösen.

> *Was ist das Ziel beim Nehmen von Drogen?*
> *Und was führt am direktesten und dauerhaftesten zu diesem Ziel?*
> *Drogen oder Meditation oder Therapie oder die Änderung der Lebensumstände?*

10. Selbsterhaltung

V3

In den vielen älteren Kulturen gibt es den traditionellen Gebrauch von einer oder mehreren Drogen. Solche Drogen werden „Entheogene", also „das, was innerhalb einer Religion entstanden ist" genannt.

Der Gebrauch von Drogen in einem solchen Rahmen hat mehrere markante Merkmale:

-   Die Drogen werden in der Regel nur bei besonderen Gelegenheiten benutzt, sie sind also keine „Alltagsdrogen" wie Kaffee oder Tabak.

-   In vielen Fällen wird der, der die Drogen nimmt, von einem anderen begleitet.

-   In den meisten Fällen gibt es ein besonderes „setting", also spezielle Umstände während des Drogen-Genusses.

-   Die Einnahme der Droge ist in ein Ritual, eine Meditation o.ä. eingebunden, wodurch die Wirkung der Droge in eine bestimmte Richtung gelenkt wird.

-   Der Begleiter, der bei der Verwendung der Droge die Zubereitung und die Einnahme der Droge sowie das das Ritual oder die Meditation anleitet, hat oft therapeutische Kenntnisse und kann meistens auf eine jahrhundertealte Erfahrung mit der Droge zurückgreifen.

Diese Ritual-Leiter sind Spezialisten, die man mit Heilern und Chirurgen vergleichen kann – auch ein Arzt verfügt über detaillierte Kenntnisse der Arzneien und der Menschen und kann daher sehen, wann welche Therapie sinnvoll ist.

Es gibt natürlich auch eine neuentstandene Sachkenntnis im Umgang z.B. mit Hanf oder Ecstasy, aber diese Sachkenntnis bietet meistens keinen lenkenden Rahmen, sondern beschränkt sich darauf, reine Drogen erkennen zu können und sie richtig zu dosieren. Lediglich bei der Verwendung von LSD in der Hippie-Zeit hat sich eine umfassendere Kenntnis des hilfreichen „settings" entwickelt gehabt.

Es gibt eine große Anzahl von Drogen, die als Entheogen eine wichtige Rolle in einem Kult gespielt haben bzw. noch immer innehaben. Die folgende Liste ist sicherlich unvollständig, aber sie soll auch nur einen ersten Eindruck von dieser Form der Nutzung von Drogen vermitteln.

1. Entspannende bis betäubende Drogen

- **Bittersüßer Nachtschatten**: Er wurde früher als Tabak-Beigabe verwendet, was heute jedoch nicht mehr zulässig ist. Die Pflanze wurde im Mittelalter als Schmerzmittel verwendet.

- **Schlafmohn**: Der früheste Hinweis auf Schlafmohn als Nutzpflanze stammt von 5200 v.Chr. In Vorderasien ist Schlafmohn seit 3500 v.Chr. als Kulturpflanze nachweisbar. Die ersten Opiate sind aus dem alten Ägypten aus der Zeit um ca. 1800 v.Chr. bekannt. Die frühesten Funde von Schlafmohn bzw. des aus ihm gewonnenen Opiums auf Zypern stammen von 1200 v.Chr. Im Römischen Reich war Schlafmohn eine Wohlstandsdroge: Um 214 n.Chr. wurden in einer Inventur 17t Opium aufgeführt. Seit ca. 100 n.Chr. wird Schlafmohn auch in China angebaut und zu Opium weiterverarbeitet. Ob man Schlafmohn und seine Derivate als Entheogen auffassen kann, also als Bestandteil eines Kultes, ist allerding zweifelhaft, da es keinen traditionellen religiösen Rahmen gibt.

- **Kratom**: Die Blätter werden als Rauschdroge und als Medikament verwendet. Seine Verwendung als Entheogen ist unklar.

- **Blauer Lotus (Nymphea caerulea)**: Er wurde von den Mayas und möglicherweise auch von den Ägyptern zur Beruhigung und Entspannung benutzt.

2. Anregende bis stärkende Drogen

- **Virginia-Tabak**: Der Gebrauch von Tabak ist in Amerika ab 300 v.Chr. nachgewiesen. Tabak wird von den Indianern in Mittelamerika bei spirituellen Ritualen verwendet. Die Indianer in der nordamerikanischen Prärie verwenden jedoch Süßgras und Salbei. Die Symbolik des Tabaks, des Süßgrases und des Salbei entsprechen ziemlich genau der Symbolik des Weihrauchs im Abendland.

- **Bauern-Tabak**: Er wird im nordwestlichen Amazonas-Gebiet von den Schamanen bei Heilungen verwendet. Der „Tabak-Elf" wird dort als einer der mächtigsten Pflanzengeister angesehen.

- **Kava**: Dieses Kraut wird im Westpazifik (Hawaii u.ä.) bei Initiations-Ritualen verwendet.

- **Pituri** (Dubiosia hopwoodii und Dubiosia myoporoides): Diese Kräuter werden von den Aborigines in Australien zur Anregung verwendet.

3. Stimmungsaufhellende Drogen

- keine Entheogene

4. Traum-intensivierende Drogen

- **Beifuß**: Beifuß wird bei verschiedenen Völkern als Tee getrunken oder geraucht, um Klarträume zu erhalten.

- **Aztekisches Traumkraut**: Es wird von den Indianern in Mittelamerika benutzt, um Klarträume zu erhalten, die oft auch Wahrsage-Visionen erhalten, also Wahrnehmungen von fernen Orten oder von der Zukunft.

- **Mexikanisches Traumkraut**: Dieses Kraut wird zur Anregung von luziden Träumen verwendet.

- **Afrikanisches Traumkraut:** Dieses Kraut wird traditionell dazu benutzt, um visionäre Träume zu erhalten, also Träume, in denen man ferne Dinge, die Zukunft o.ä. wahrnimmt, und um im Traum mit den Geistern der eigenen Ahnen Kontakt aufzunehmen.

- **Gelbrinden-Akazie**: Die Rinde dieses Baumes wird von afrikanischen Schamanen gekocht und dieser Tee dann getrunken, um luzide Träume zu erlangen, die in Südafrika „Weiße Pfade" genannt werden.

- **Ubhubhubhu**: Diese Rankenpflanze wird bei den Xhosa in Südafrika (einem Bantu-Volk) von Wahrsagern als Aufguss getrunken, um in Träumen bewusst mit den Ahnen sprechen zu können.

- **Afrikanische Traumwurzel**: Die Schamanen der Xhosa benutzen auch diese Wurzel für Heilungen und für das Wahrsagen mithilfe von Klarträumen. Dabei nehmen die Schamanen Kontakt zu den Ahnen auf und erfahren von ihnen die Zukunft.

- **Uvuma Omhlope**: Das zu Pulver verriebene Holz wird mit Wasser getrunken, um Klarträume und Visionen zu erlangen.

- **Ikhathazo**: Sie wird von südafrikanischen Schamanen für Wahrsagungen, den Kontakt mit den Ahnen und für das Erlangen luzider Träume verwendet.

5. Visionen-verursachende Drogen

- **Alraune**: Der Name „Alraune" ist eine Weiterentwicklung von germanisch „albruna" für „zauberkundige Alfen", d.h. für die Ahnengeister, von denen nach germanischer Vorstellung der größte Teil der magischen Kraft ausgeht und die auch (wie überall in der Welt) dem Seher und der Seherin ihre Visionen bringen. Die Alraune wird auch in der Magie als allgemeines Zaubermittel eingesetzt werden. Die Verwendung als Aphrodisiakum ist schon aus dem Alten Testament bekannt. Auch bei den Griechen wurde die Alraune für Liebeszauber verwendet und war daher der Aphrodite geweiht.

- **Steppenraute**: Sie wird in den Wüsten, Halbwüsten und Steppen von Nord-indien über Westasien bis hin zum Mittelmeerraum von Schamanen oft in Kombination mit DMT-haltigen Pflanzen verwendet.

- **Rohrglanzgras**: Dieses Kraut, das in den gemäßigten Zonen von Europa, Asien und Nordamerika bis auf eine Höhe von 1500m wächst, wird im Kult bzw. von Schamanen benutzt.

- **Iboga** (Tabernanthe iboga): Diese Droge wurde im westlichen Zentralafrika in der Bwiti-Religion zum Erzeugen von Visionen, zur Erinnerung an die frühe Kindheit, für Wachträume und für die Verbundenheit mit der Gemeinschaft verwendet.

- **Ayahuasca**: Das Wort „Ayahuasca" der Quetchua-Indianer („Inkas") bedeutet „Liane der Ahnengeister". Diese Liane bzw. ihre Inhaltsstoffe sind also die

„Nabelschnur" zu den Ahnen im Jenseits. Auch das Wort „Religion" hat diese Grundbedeutung: „Rück-Verbindung" im Sinne von „Rückhalt, Verbindung".

- **Calumbi**: Calumbi wird in Nordost-Brasilien bis nach Mexiko hinein im Jurema-Kult verwendet. Jurema und Ayahuasca haben eine recht ähnliche Position bei den Völkern, die diese Pflanze im Kult verwenden.

- **Peyote-Kaktus**: Aus dem mittelamerikanischen Peyote-Kaktus wird die Entheogen-Droge Mescalin gewonnen. Peyote wurde schon um 200 v.Chr. in Mittelamerika verwendet. „Peyote" oder „Mescalito" ist der Name des Pflanzengeistes („Elf") dieses Kaktusses. Bei den Huichol-Indianern in Mexiko ist Peyote einer der vier Urgötter.

- **Psilocybin-haltige Pilze**: Der Gebrauch von psilocybinhaltigen Pilzen als Entheogen ist bei den Ureinwohnern von Südwest-Mexiko ab 5000 v.Chr. nachgewiesen. Diese Pilze wurden von den Schamanen und im Kult verwendet.

- **Pilz**: Aus Mittel- und Südamerika sind aus der Zeit von 1000 bis 500 v.Chr. sogenannte „Pilzsteine" bekannt, die vermuten lassen, dass diese Pilze eine größere Rolle im Kult gespielt haben. Es lässt sich leider nicht erkennen, um welche Pilzart es sich gehandelt hat – es wären psilocybinhaltige Pilze denkbar.

- **Chilli** (Capsicum, verschiedene Sorten): Die Quetchuas („Inkas") in den Anden sowie einige Indianervölker in Mittelamerika benutzen den Chilli zum Erlangen von Visionen und Rauschzuständen. Dabei wurde der Chilli manchmal mit Tabak gemischt. Diese Methode diente dazu, in das Jenseits zu den Toten (Unterwelt) und zu den Göttern (Oberwelt) zu reisen.

- **Guayusa** (Ilex guayusa): Dieses Kraut wurde von den Quetchua („Inkas") für Wahrträume verwendet. Guayusa wurde manchmal auch dem Ayahuasca beigemischt.

- **Mexikanisches Traumkraut** (Tagetes lucida): Die Indianer in Mexiko verwendeten es zum Erzeugen von luziden Träumen.

- **Talgmuskatnussbaum, Roter Ucuuba** (Virola sebifera): Er wurde in Venezuela für Visionen und von den Schamanen beim Austreiben von bösen Geistern verwendet.

- **Dictyonema huaorani**: Die Schamanen im Amazonas-Regenwald nutzen diesen Pilz zum Erzeugen von Visionen.

- **Jurema** (Mimosa tenuiflora, Mimosa hostilis): Sie wurde im Jurema-Kult in Nordost-Brasilien zur Erzeugung von Visionen verwendet. Sie ähnelt dem Ayahuasca.

- **Nyakwána** (Virola elongata): Sie wird von den Yanomami in Brasilien zum Erzeugen von Visionen verwendet.

- **Peruanischer Fackel-Kaktus** (Echinosis peruviana): Er diente in der Vor-Inka-Zeit den Chavin-Indianern in Südamerika zum Erlangen von Visionen.

- **San Pedro** Kaktus (deutsch: St.-Petrus-Kaktus) (Echinopsis pachanoi): Dieser südamerikanische Kaktus, der seinem Namen zufolge (Petrus am Himmelstor) auch für Ahnen-Kontakte zuständig war, wird oft als „männlich" bezeichnet.

- **Vilca** (Anadenanthera colubrina): Er wurde von den Vilca-Indianer in Südamerika zum Erlangen von Visionen verwendet.

- **Yopo** (Anadenanthera peregrina): Er wurde in Nordchile in der Zeit von 500-1000 n.Chr. zum Erlangen von Visionen benutzt.

- **Weihnachts-Rebe** (Turbina corymbosa): Er wurde in Mittelamerika von den Mazateken zum Erlangen von Visionen verwendet.

6. Kundalini-anregende Drogen

- **Hanf**: Um 2700 v.Chr. wurde Hanf in einem chinesischen Buch über Pflanzen und Heilkunst erwähnt. Seit 2500 v.Chr. wurde Hanf in Indien als Faserpflanze angebaut. Seit mindestens 1500 v.Chr. wurde Hanf in Mesopotamien und Indien als Räucherwerk verwendet. Um 700 v.Chr. findet sich Marihuana in China als Grabbeigabe. Seit 400 v.Chr. wird Hanf in Indien gegen Schmerzen und Epilepsie verwendet. Um 450 v.Chr. berichtet Herodot, dass das indogermanische Volk der Skythen in Schwitzhütten Hanfsamen geräuchert hat – dasselbe berichtet auch Zarathustra über die Perser. Seit dem ersten Kreuzzug (1096-1099) ist Hanf auch in Europa als Mittel gegen Schmerzen, Epilepsie, Schlafstörungen und Krämpfe bekannt geworden. Zwischen 1842 und 1900 waren die Hälfte aller Medikamente in den USA Cannabis-Präparate. Ab ca. 1950 ist Cannabis fast weltweit verboten worden. Die Erlaubnisse und Verbote von Cannabis haben eine sehr bewegte Geschichte, die oft von Handelskonflikten geprägt gewesen ist.

Cannabis wirkt muskelentspannend und beruhigend; bewirkt assoziatives, sprunghaftes Denken; beeinträchtigt das Kurzzeitgedächtnis; wirkt berauschend und stimmungsaufhellend und verstärkt die Gefühle; kann Angst, Traurigkeit und Misstrauen auslösen; kann eine Depersonalisierung bewirken; und wirkt individuell sehr unterschiedlich.

Die erleichterte Wahrnehmung der Lebenskraft durch Cannabis zeigt sich auf mehrere Weisen: die Wahrnehmung einer leuchtenden Aura rings um Lebewesen („Hellsehen"), die Wahrnehmung von „Schwingungen" („Vibrations"), die Wahrnehmung von Inhalten der eigenen Psyche (= Lebenskraftkörper) einschließlich der Gefühle, die Wahrnehmung von inneren Bildern (Visionen), selten auch Astralreisen (Austritt des Lebenskraftkörpers aus dem physischen Körper), sowie selten auch die Erweckung der Kundalini (Fluss der Lebenskraft im Körper).

Hanf ist bei mehreren Völkern ein Entheogen. Am bekanntesten ist vermutlich, dass der Hanf dem indischen Gott Shiva geweiht ist und dass Hanf sozusagen das „Sakrament" der Rastafaris, die vor allem in Mittelamerika leben.

Cannabis wird des öfteren zusammen mit anderen Drogen kombiniert, was spezielle Wirkungen hervorruft – das Folgende sind nur einige wenige Beispiele:

- Cannabis und Kaffee: Die Wirkung von Cannabis wird verstärkt.

- Cannabis und Alkohol: Die Wirkung des Alkohols wird verstärkt. Die Kombination der Risikofreudigkeit des Alkohols und der halluzinogenen Wirkung des Cannabis ist besonders im Straßenverkehr, beim Umgang mit Maschinen u.ä. gefährlich.

- Cannabis und Tabak: Es besteht die Gefahr der schnelleren Entstehung einer Nikotin-Abhängigkeit. Das Nikotin vergrößert zudem die Gefahr eines unangenehmen Erlebnisses.

- Cannabis und Visions-verursachende Drogen: Die Visionen werden intensiver.

7. Klarheits-fördernde Drogen

- keine Entheogene

8. Emotions-fördernde Drogen

- **Alkohol**: Seit mindestens 6000 v.Chr. gibt in Vorderasien Weinanbau und in Ägypten seit mindestens 3000 v.Chr. Bier. Da sich Bier bzw. Met einfach dadurch herstellen lassen, dass Mehl bzw. Honig in Wasser stehengelassen wird und daraufhin eine alkoholische Gärung beginnt, könnte vor allem Met schon in der Altsteinzeit, also schon vor 10.000 v.Chr. (Beginn der Jungsteinzeit) bekannt gewesen sein. Alkohol enthemmt, setzt Emotionen frei und macht tendenziell aggressiver – jede dritte Gewalttat in Deutschland findet unter Alkoholeinfluss statt. Es gibt seit Jahrtausenden Trinksitten und Trink-Zeremonien – das ist jedoch in den allermeisten Fällen kein ausreichender Hinweis auf eine kultische Bedeutung. Lediglich die Ritualkelche der Thraker und Skythen weisen deutlich auf einen Kult mit einem vermutlich alkoholischen Getränk (Met? Bier?) hin.

- **Sinicuichi**: Diese Droge wird von den Schamanen der Mayas und Azteken in Ritualen verwendet, die zumindest zum Teil mit den Ahnen zu tun haben.

- **Mais-Bier** („Chicha de jora"): Sowohl die Quetchuas („Inkas") in den Anden als auch die Tarahumaras in Mexiko brauten dieses Mais-Bier, das wahrscheinlich jedoch nur in den wichtigsten Ritualen getrunken wurde.

9. Bewusstseins-erweiternde Drogen

- **Azteken-Salbei**: Der Azteken-Salbei stammt aus der Sierra Mazateca in Mexiko, in der früher die Azteken gelebt haben. Er wird auch „Götter-Salbei", „Wahrsage-Salbei" und „Zauber-Salbei" genannt. Der Wirkstoff Diterpen Salvinorin im Azteken-Salbei ist das stärkste bekannte Halluzinogen. Bei den Mazateken wird diese Salbei-Art als Heilölpflanze verwendet und von den

Schamanen geraucht und geräuchert, um Visionen zu erhalten. Es scheint typisch für den Azteken-Salbei zu sein, dass er in Bereiche führt, in denen sich die Grenzen der eigenen Persönlichkeit weitgehend auflösen und man sich grenzenlos bzw. abgrenzungslos fühlt.

- **Bolivianischer Fackelkaktus** (Echinopsis legeniformis): Er wird in Südamerika traditionell zum Erlangen von Visionen verwendet.

- **Bufo alvarius** (Krötengift): Der Hautschleim der Aga-Kröte wird von Schamanen in Mittelamerika für Heilungen und für spirituelle Retreats benutzt.

- **Chacruna** (Psychotria viridis): Die DMT-haltige Pflanze wird in der „Brazilien Church", im „União de Vegetal", im „Daime" u.a. religiösen Vereinigungen zur Erzeugung von Visionen im Kult verwendet.

- **Chaliponga**: Diese Pflanze ist ein Bestandteil bzw. eine Beimischung des Ayahuasca.

- **Labrador-Tee**: Im Kaukasus werden von den Schamanen verschiedene Rhododendron-Sorten zur Veränderung des Bewusstseins verwendet.

- **Met**: Der Honigwein ist bei den Germanen und Kelten sowie allgemein bei den Indogermanen ein Entheogen gewesen. Allerdings hat dieses Getränk mit meistens eher geringem Alkohol-Gehalt eher eine rituelle als eine biochemische Wirkung – es sei denn, dass dem Met psychoaktive Kräutern beigefügt worden sind. In Nordchina ist Met seit 7000 v.Chr. nachgewiesen, in Europa seit 2800 v.Chr. Ursprünglich ist Met vor allem im Totenkult verwendet worden – er war der Wiedergeburts-Trank, d.h. die symbolische Milch der Muttergöttin. Bei manchen Völkern wurde dem Met Milch beigemischt – er war dann das Getränk aus dem „Land, in dem Milch und Honig fließen", d.h. der Trank des Jenseits.

- **Soma/Haoma:** Das indische Soma amrita („Unsterblichkeits-Soma") und das persische Haoma sind Varianten des germanisch-keltischen Mets. Der Soma-Trank wird im indischen Rig-Veda auch „Madhu" genannt. Das indogermanische Wort für den Honig und vermutlich auch für den Honigwein lautet „medhu". In dem Somatrank ist neben Milch und Honig auch der Extrakt der „Soma" genannten Rankenpflanze enthalten gewesen. Trotz aller Erklärungsversuche ist unbekannt, worum es sich bei dieser Pflanze handelt. Dieselbe

Pflanze wurde auch im persischen Haoma-Trank verwendet. Die Wirkung des Soma/Haoma-Trankes wird als freudige Weitung und heitere Gelassenheit beschrieben. Diese Wirkung entspricht eher der Wirkung einiger Formen der Meditation als der Wirkung der meisten bekannten psychoaktiven Pflanzen – möglicherweise hat der rituelle Rahmen der Soma/Haoma-Zeremonie, in der u.a. verschiedene Götter angerufen wurden, den größten Teil der Wirkung ausgemacht.

- **Nektar ambrosia:** Dieser Name bedeutet genau dasselbe wie „Soma amrita": „Unsterblichkeits-Honigtrank" und ist die griechische Version des rituellen indogermanischen Unsterblichkeitstrankes.

- **Kykeon**: Die genauen Zutaten dieses Tranks, der im antiken Griechenland zu Beginn der Mysterien von Eleusis getrunken wurde, sind unbekannt. Seine Wirkung sollte auf jeden Fall die Erlebnisse während der Mysterien unterstützen. Sie müsste also ähnlich klärend, zuversichtlich stimmend und Visionsfördernd wie das indische Soma und das persische Haoma gewesen sein. Das Kykeon ist in ritueller und mythologischer Hinsicht dasselbe wie der griechische Nektar ambrosia und wird auch auf ihn zurückgehen.

- **Milch im Hathor-Kult**: Eine ähnliche, aber rein kultisch-rituelle Wirkung wie das Soma/Haoma hat auch die Milch im altägyptischen Hathor-Kult. Ob es weitere Zutaten dieses rituellen Tranks, der von dem Pharao der Muttergöttin Hathor – vermutlich zur Segnung – in einer Art Tanz dargebracht wurde, ist unbekannt.

- **Abendmahlswein**: Dieser Ritual-Trank im Christentum hat keine Drogeninduzierte Wirkung, sondern eine rein rituell-magische Wirkung.

- **Lebenselixier**: Das Lebenselixier der Alchemisten in Europa und Indien gehört vermutlich auch in diese Gruppe, da es eine chemisch-pharmazeutisch-magische Variante des Trankes ist, der den Menschen für die Götterwelt öffnen und ihm Unsterblichkeit geben sollte.

- **Balché**: Die genaue Wirkung dieses im Kult verwendeten Trankes der Mayas, auf dem eine Lotusblüte schwamm, ist unbekannt. Die Lotusblüte (Blauer Lotus?) könnte als Droge Teil des Trankes gewesen sein, aber auch wie in Ägypten und Indien ein Symbol der Wiedergeburt gewesen sein (Rückkehr der Sonne aus der nächtlichen Wasserunterwelt) – oder auch beides.

10. Astralreisen-verursachende Drogen

- **Schwarzes Bilsenkraut**: Dieses „Hexenkraut" ist eine der Zutaten der Hexensalben, die Astralreisen verursacht (der Flug der Hexen auf dem Besen). Bis ca. 1650 ist auch Bier mit Bilsenkraut-Samen-Extrakt im Umlauf gewesen.

- **Gefleckter Schierling**: (sehr gefährliches) Entheogen im Odin-Kult.

- **Schwarze Tollkirsche**: Zutat von Hexensalben.

- **Krainer Tollkraut**: Zutat von Hexensalben.

- **Fliegenpilz**: u.a. Zutat von Hexensalben.

- **Pantherpilz**: Er wird in Sibirien von den Schamanen wegen seiner entspannenden und angstlösenden Wirkung sowie zum Erlangen von Visionen und Astralreisen verwendet.

- **Ägyptisches Bilsenkraut**: Schon um 3000 v.Chr. wurde es in Mesopotamien als Heilpflanze verwendet. Die Erfinder des Biers mit Bilsenkraut waren vermutlich die Assyrer. In Ägypten wurde die Pflanze als Rauschmittel verwendet. Der Extrakt aus diesem Kraut wurde als „antike K.o.-Tropfen" verwendet – vor allem von Dieben und Räubern, die ein paar Tropfen Bilsenkraut-Essenz in das Getränk ihrer Opfer mischten, die sie danach in aller Ruhe ausrauben konnten.

- **Stechapfel**: Mithilfe des Stechapfels führen die Schamanen in Südamerika Gespräche mit den Ahnen, die ihre Nachkommen beschützen. Bei den Chibcha-Indianern in Mittelamerika nahmen die Frauen und Sklaven von toten Häuptlingen und Kriegern bei deren Bestattung Stechapfel zu sich und wurden dann zusammen mit dem Toten lebendig bestattet. Diese Form der freiwilligen oder erzwungenen Jenseitsreise ist auch aus Europa, Mesopotamien, Ägypten und China bekannt.

- **Ololiuqui**: Diese Kletterpflanze ist in Mittelamerika eine rituelle Droge und Heilpflanze. Schon die Azteken verwendeten sie im Ritual und in der Medizin. Sie nannten sie „Coatl xoxouqui", d.h. „Grüne Schlange".

Zu diesen traditionellen Entheogenen können natürlich auch neue Entheogene hinzukommen, wenn sich mit neuen Drogen eine Tradition und die damit verbundene Sachkenntnis bildet und die Droge nicht zur Weltflucht o.ä. benutzt wird und auch nicht zu einer Alltagsdroge wie Alkohol und Tabak wird, sondern wenn diese Drogen mit speziellen Wirkungen für spezielle – lebensfördernde – Zwecke verwendet werden.

Die bereits innerhalb einer Kultur bestehende Sachkenntnis über ein Entheogen kann natürlich auch in eine andere Kultur übertragen werden – wobei dabei vermutlich in den meisten Fällen einige Anpassungen im Kult und in der Zubereitung der Droge vorgenommen werden müssen.

Ein Entheogen ist zusammen mit seiner kultischen Einbindung sozusagen ein Psychopharmaka, das von dem Schamanen oder Ritual-Leiter ganz gezielt bei einer speziellen Gelegenheit eingesetzt wird.

Es ist ein sehr großer Unterschied, ob Drogen zur Weltflucht verwendet werden und eine Alltagsdroge sind oder ob sie in einem traditionellen Rahmen als Entheogen mit sehr viel Sachkenntnis für ganz spezielle Zwecke verwendet werden.

11. Utopie

Der Zustand des Anbaus, des Handels und des Konsums von Drogen ist in keinem guten Zustand. Alkohol und Tabak fordern jährlich 9,5 Millionen Menschenleben – hinzu kommen noch 100.000 Opium- und Heroin-Tote. Wenn man dann noch bedenkt, welche bürgerkriegsartigen Zustände die Drogenbanden z.B. in Mittelamerika hervorrufen, ist offensichtlich, dass es so wie bisher nicht mehr weitergeht.

Doch was tun? Die Verbote sind letztlich nicht sonderlich wirksam – und ein Verbot von Alkohol und Tabak würde am Widerstand der Bevölkerung scheitern. Eine vollkommene Legalisierung aller Drogen wäre vermutlich ebenfalls ziemlich verheerend – zumindest was die harten Drogen angeht.

Es wird also ein anderer Weg gebraucht. Im Grunde ist dieser Weg bereits vorgezeichnet: In Kulturen, in denen die Drogen als Entheogen in einen festen Rahmen eingefügt worden sind, gibt es weitaus geringere Drogenprobleme. Liegt es da nicht nahe, den Beruf des „Drogenkundigen" zu schaffen?

Diese Drogenkundigen wären keine Drogenspitzel und auch keine Drogenprediger, sondern eben Sachkundige – so wie die Schamanen in den alten Kulturen. Diese Drogenkundigen sollten wie die Schamanen auch Therapeuten sein, d.h. fundierte Kenntnisse besitzen, was die Psyche angeht. Vermutlich wären sie zudem auch so etwas wie Magier oder Priester und weiterhin zu einem kleinen Teil auch noch Sozialarbeiter. Zugegeben – das ist nicht gerade ein kleiner Anspruch an diese Drogenkundigen.

Die Drogenkundigen würden die Drogen mit der Zeit zu so etwas Ähnlichem wie Entheogenen machen – einfach dadurch, dass sie jeden, der das will, in Bezug auf Drogen beraten und anleiten und dadurch den Gebrauch von Drogen in einen kreativen und schützenden Rahmen stellen. Das wird mit Sicherheit nicht innerhalb von zehn Jahren möglich sein, aber vielleicht im Verlauf von fünfzig Jahren.

Diese Sachkenntnis der Drogenkundigen wird den Missbrauch von Drogen – also den sich selber schädigenden Konsum von Drogen – sicherlich nicht ganz verhindern können, aber das Beispiel der Schamanen in den älteren, einfachen Kulturen zeigt immerhin, dass solche Drogenkundigen eine große Wirkung haben können und dass ihre Sachkenntnis geachtet und wertgeschätzt wird.

Es gibt ja bereits Ansätze dazu: Es ist allgemein anerkannt, dass Psychopharmaka im Zusammenhang mit einer Therapie wesentlich effektiver sind als ohne Therapie. In dieser Weise fügen auch die Schamanen – und in Zukunft hoffentlich auch die Drogenkundigen – den Drogen Meditationen und Rituale hinzu, durch die die Wirkung der Drogen auf das erwünsche Ziel hin gelenkt werden kann.

Diese Drogenkundigen werden sicherlich nicht alle Drogenkonsumenten erreichen und sie werden auch nicht das Leid, die Armut, den Hunger, die harte Arbeit und die menschenunwürdigen Lebensumstände beseitigen können, die viele erst zum Gebrauch von Drogen treiben – aber eine allgemein bekannte Institution wie die der Drogenkundigen wird sicherlich eine Wirkung ausüben – es gibt dann einen Ort und Menschen, bei denen man Rat und Hilfe und Anleitung erhalten kann.

Es stellt sich natürlich immer auch die Frage nach dem Geld: Womit sollen diese Drogenkundigen finanziert werden? Doch wenn die Arbeit dieser Sachverständigen die Folgekosten von Drogenmissbrauch deutlich reduzieren können, entstehen im Gesundheitswesen große Einsparungen, die dann diese Drogenkundigen finanzieren können.

Es bleibt natürlich noch ein weiteres großes Problem: Der vermutlich größte Teil der Drogen wird wegen der drei Grundprobleme Mangel, Angst und Selbstzweifel genommen – folglich muss etwas dafür getan werden, dass diese drei Probleme zumindest deutlich reduziert werden. Das ist offensichtlich eine gesamtkulturelle Aufgabe, in der die Drogenkundigen nur ein kleiner Teil sind. So lange die Menschheit noch in der pubertären Phase des Materialismus ist, wird das schwierig werden, aber die Epoche der Globalisierung, die dem Erwachsensein entspricht, hat ja immerhin schon begonnen – ungefähr mit dem Ende des 2. Weltkrieges.

Doch dieses Erwachsenwerden der Menschheit ist eine Angelegenheit, die deutlich über die Betrachtung der Drogen und den sinnvollen Umgang mit ihnen hinausgeht. Immerhin lässt sich sagen, dass zu diesem Erwachsensein ein allmähliches Schrumpfen der Bevölkerung auf der Erde auf ein Viertel von heute, das Beenden der Kriege, die sehr viel gleichmäßigere Verteilung des Wohlstandes und eine friedliche Kooperation zwischen den verschiedenen Zivilisationen, Kulturen, Weltanschauungen und Religionen gehört.

Innerhalb des Rahmens dieses Erwachsenwerdens ist der verantwortungsvollere Umgang mit Drogen nur ein einer von vielen Unterpunkten.

Es sind hier bereits viele Aufgaben der Drogenkundigen beschrieben worden, aber sie müssten zudem auch noch in Meditation, Religion, Magie, Astrologie und ähnlichem sehr bewandert sein, um die Menschen wirklich gut beraten zu können und um ihnen die Alternativen zu den Drogen auch wirklich zeigen zu können. Sie sollten zumindest Schwitzhütten anleiten, die Traumreise zur eigenen Seele begleiten und die Anrufung einer Gottheit lehren können.

Wahrscheinlich sind die Fähigkeiten, die ein solcher Drogenkundiger besitzen sollte, so umfassend, dass es bei ihnen eine Differenzierung der Aufgaben geben sollte. Das könnte auch eine Zusammenarbeit mit Astrologen, Homöopathen, Therapeuten, Priestern, Künstlern usw. sein.

Glücklicherweise gehören alle diese Bereiche in der Astrologie zu demselben Planeten: zum Neptun. Er steht in der Astrologie für alles, was grenzauflösend ist: Drogen, Ökologie, Religion, Mystik, Magie, Meditation, Sozialengagement, freie Liebe, Kunst usw. Die Drogenkundigen werden daher in der Regel selber die Neigung haben, nicht nur die Drogen, sondern auch noch den einen oder anderen dieser Bereiche zu erforschen und in ihnen tätig zu sein. Man könnte diese Drogenkundigen und ihre Kollegen aus astrologischer Sicht daher auch „Neptuniker" nennen.

Zu einer Utopie gehört auch ein Plan, ein Entwurf, ein Modell. Die Drogenkundigen sind die zentralen Gestalten in diesem Entwurf und der Lebensbaum aus der Kabbala kann als der Lageplan benutzt werden. Die bereits beschrieben fünf Bereiche mit den vier Übergängen zwischen ihnen sind sozusagen das Rückgrat oder der Stamm dieses Lebensbaumes.

Da es jedoch sehr aufwendig ist, diesen Lebensbaum zu erklären, werden im Folgenden lediglich diese fünf Bereiche und die vier Übergänge zwischen ihnen noch einmal etwas genauer betrachtet.

Die folgende Übersicht zeigt jeweils die zu dem betreffenden Bereich gehörende Meditation u.ä. sowie die wichtigsten dazu gehörenden Drogen.

Ob man der Ansicht ist, dass es über die Psyche hinausgehend noch eine Seele, Götter und den Einen Gott gibt, ist zunächst nicht von großer Bedeutung, da diese Einteilung zumindest die Erlebnisse mit Meditationen und Drogen gut beschreiben und ordnen kann. Diese Einteilung dient zunächst einmal nur der Orientierung in der Vielfalt der möglichen Erlebnisse.

Diese „Landkarte" der Drogen und der Meditation wird anschießend noch ausführlicher erläutert. Diese Landkarte kann zunächst vor allem zeigen, welche Meditationen u.ä. eine Droge ersetzen könnten. Sie dient erst einmal nur einem ersten Überblick. Die drei mittleren Bereiche sind noch einmal in jeweils drei Unterbereiche unterteilt (die dem Lebensbaum der Kabbala entsprechen).

Drogen-Landkarte

Bereich: Einheit
Meditation: Traumreise, innere Stille, Hingabe an den einen Gott
Drogen: Azteken-Salbei

Übergang: „Schöpfung"
Meditation: Traumreise
Drogen: Azteken-Salbei

Bereich: kollektives Unterbewußtsein (Götter)

    1. Unterbereich: Essenz
    Meditation: Einsgerichtetheit
    Drogen: Azteken-Salbei

    2. Unterbereich: Ur-Geborgenheit
    Meditation: Schwitzhütte
    Drogen: Azteken-Salbei, Ecstasy

    3. Unterbereich: Kontinuum
    Meditation: Loslassen, Clan-Gottheit
    Drogen:Azteken-Salbei, Cannabis mit Gift-Lattich

Übergang: „Abgrund"
Meditation: „Sprung in den Abgrund", Mandala-Rituale/Meditationen
Drogen: Azteken-Salbei

Bereich: Seelen-Bewußtsein

> 1. Unterbereich: Reinkarnation
> Meditation: Traumreise, Durchsichtigkeit (alles wahrnehmen können)
> Drogen: Hawaiianische Holzrose
>
> 2. Unterbereich: Karma
> Meditation: Traumreise, Verwandlungen
> Drogen: keine passende Droge bekannt
>
> 3. Unterbereich: Seele
> Meditation:Traumreise zur eigenen Mitte, Herzmeditationen
> Drogen: LSD, Ayahuasca ua.a

Übergang: „Graben"
Meditation: Gedankenstille, Jenseitsreise, Begegnung mit dem eigenen Schatten
Drogen: LSD, Mescalin

Bereich: Traumbewußtsein (Psyche)

> 1. Unterbereich: Gefühl
> Meditation: Fühlen
> Drogen: Alkohol, Betel, Ecstasy, Sinicuichi
>
> 2. Unterbereich: Verstand
> Meditation: Klarheit
> Drogen: Schwarztee, Hawaiianische Holzrose
>
> 3. Unterbereich: Erinnerung, innere Wahrnehmung
> Meditation: Traumreisen, Telepathie, Kundalini, Astralreisen
> Drogen: Hanf, Traumkräuter, Hexensalben u.a.

Übergang: „Schwelle"
Meditation: die Aufmerksamkeit nach innen richten
Drogen: fast alle Drogen; am wichtigsten: Hanf

Bereich: Körper
Meditation: Nüchternheit, Unterscheidungskraft
Drogen: keine Drogen

- - -

Diese verschiedenen Bereiche des Bewusstseins und der dazugehörigen Meditationen und Drogen werden auf den folgenden Seiten noch im Einzelnen genauer beschrieben.

Körper

Man sollte ganz im Hier und Jetzt präsent sein. Man sollte nüchtern und mit Unterscheidungskraft die äußere Welt wahrnehmen. Man ist auf den eigenen Körper ausgerichtet und nimmt keine Drogen, da die Aufmerksamkeit nach außen gerichtet ist.

Möglicherweise sorgt man hier dafür, dass man – falls man zu anderen Zeitpunkten Drogen nehmen sollte – wirklich ganz reine Drogen zur Verfügung hat und keine Mischungen oder mit wertlosen Substanzen gestreckte Drogen.

Die Welt wird von außen her mithilfe der Augen und der anderen Sinne wahrgenommen.

Übergang: Schwelle

An diesem Übergang zwischen dem Wachbewusstsein (Körper) und dem Unterbewusstsein (Psyche) richtet man den Blick von außen nach innen – wie beim Einschlafen oder bei einem Tagtraum. Hier beginnt jede Form der Meditation, der Magie und auch der Religion: Man setzt sich auf sein Meditations-Kissen und schließt die Augen, man stellt sich vor seinen Altar und richtet sich ganz auf die eigene Clan-Gottheit aus, man betritt den Tempel und wird innerlich still, man kriecht durch den Eingang in die Schwitzhütte und setzt sich auf seinen Platz und spürt die Geborgenheit ...

Bei dieser Ausrichtung nach innen helfen Entspannungsübungen, Autogenes Training, Tiefenentspannung, Buchstabenübungen und dergleichen mehr. Hier entsteht die unbewusste Telepathie und Telekinese. Das wichtigste Hilfsmittel auf diesem Übergang ist das Erlernen von Traumreisen, also der Gleichzeitigkeit von Wachbewusstsein und Traumbewusstsein – wie bei einem lebhaften Tagtraum.

Letztlich beginnen alle Drogen mit ihrer Wirkung an dieser Schwelle. Dies können mehrere verschiedene Wirkungen sein:

> *1. die verstärkte Wahrnehmung des eigenen Inneren und der Lebenskraft (Hanf – er ist der „Türöffner");*

> *2. die entspannende bis betäubende Wirkung (Beruhigungsmittel, Schlafmittel, Schmerzmittel, Betäubungsmittel, K.o.-Tropfen, Baldrian, Schlafmohn, Opium, Heroin, Kraton, Rispenblütriger Cealstus, Benzodiazepine, Bittersüßer Nachtschatten);*

> *3. die anregende Wirkung (Kaffee, Kakao, Guaraná, Schwarztee, Grüntee, Kola, Koka, Kava, Kath, Meerträubel, Nikotin, Aufputschmitteln, Doping); und*

> *4. die Reduzierung von Hemmungen sein (Alkohol).*

Auf der Schwelle erscheinen nach und nach innere Bilder, die anfangs oft noch undeutlich und farblos sind.

Psyche: 1. Erinnerungen, Traumbewusstsein

Hier befindet sich das Unterbewusstsein und somit auch die Lebenskraft und die Träume. Man bewegt sich in diesem Bereich entweder im Traum (unbewusst) oder in der Traumreise (voll bewusst).

In der Magie finden die meisten Aktivitäten in diesem Bereich statt: bewusste Telepathie und Telekinese, Lenkung der Lebenskraft, Atemübungen, Hypnose, Mesmerismus, Runen-Übungen, Hatha-Yoga, Kundalini, Astralreise, Imagination, Invokation, Evokation, Visionen, Schwitzhütten usw.

Die Arten der Meditation sind hier alle recht ähnlich: Imaginationen, Pranayama (Atemübungen), Mantren, Imaginationen usw.

Die Drogen, die zu diesem Bereich gehören, haben verschiedene Funktionen:

1. die Wahrnehmung der Lebenskraft (Cannabis),

2. die Intensivierung der Träume, d.h. luzides Träumen (Beifuss, Mexikanisches Traumkraut, Aztekisches Traumkraut, Afrikanisches Traumkraut, Afrikanische Traumwurzel, Gelbrinden-Akazie, Ubhubhubhu, Uvuma Omhlope, Ikhathazo, Indische Seidenpflanze, Passionsblume);

3. die Intensivierung der inneren Bilder (Wermut, Gift-Lattich, Alraune, die meisten Nachtschattengewächse);

4. das Verursachen von Astralreisen (Schwarzes Bilsenkraut, Ägyptisches Bilsenkraut, Schwarzer Nachtschatten, Stechapfel, Schwarze Tollkirsche, Krainer Tollkraut, Ololiuqui, Beach Moonflower, Gefleckter Schierling, Wasserschierling, Fliegenpilz, Eisenkraut, Mondraute, Einjähriges Bingelkraut, Donnerbart, Alraune, Frauenhaarfarn, Johanniskraut, Selleriesaft, Fingerkraut, Mutterkorn, Wolfswurz, Eisenhut, Schierling, Wermut Chloroform. Alle diese Zutaten können in zu hoher Dosierung tödlich sein!

Die Wahrnehmung ist hier wie in den Träumen: Grautöne, wenig Farbe, ein allgegenwärtiges diffuses Licht, manchmal unscharfe Bilder; manchmal die Wahrnehmung der Lebenskraft (Aura, milchig-weißes Licht, „Schwingungen").

Psyche: 2. Denken

Das Denken, das Sprechen und die Logik sind ein Bereich, der in unserer Kultur deutlich stärker als alle anderen Bereiche entwickelt worden ist.

Bei den Drogen fördert der Tee die Konzentration und die Hawaiianische Holzrose sowie in geringerem Masse auch der Galgant die Klarheit.

Psyche: 3. Gefühle

So wie es eigentlich keine Meditationen zum Verbessern des Denkens gibt (außer vielleicht Merkur-Anrufungen), gibt es auch für das Beleben der Gefühle kaum Meditationen (außer vielleicht Venus-Anrufungen). Sowohl der Verstand als auch die Gefühle werden durch Übung und evtl. durch Therapien gefördert. Die eigentliche Heilung findet im Traumbewusstsein, d.h. im Unterbewusstsein und somit im Gedächtnis statt, indem sich alle Blockaden und die Traumata befinden, die sowohl das Denken als auch das Fühlen behindern können.

In diesem Bereich sind mehrere Drogen angesiedelt, die ähnliche Wirkungen haben:

1. Enthemmen der Gefühle (Alkohol, Betel);

2. zusätzlich zur Enthemmung auch Kontaktbedürfnis (Ecstasy);

3. zusätzlich zur Enthemmung auch innere Bilder (Sinicuichi);

4. Dämpfung der Gefühle (Antidepressiva).

Übergang: Graben

Das Thema an diesem Übergang zwischen Psyche und Seele ist die Selbstfindung, wozu Therapien und oft auch die Begegnung mit dem eigenen Schatten – die Gesamtheit aller Verdrängungen und Traumata – gehört. Die dazugehörenden Meditationen sind das Seelen-Mantra und die Gedankenstille. Sowohl in der Magie als auch in der Religion werden an dieser Stelle die Visionssuche und die Traumreise zur eigenen Seele benutzt. Es gibt auch einige Rituale, die hierher gehören: Einweihungen, Initiationsriten, Selbstopfer, Jenseitsreise, Mysterien, Rückzug in die Einsamkeit. Die Astrologie ermöglicht hier die Selbsterkenntnis mithilfe des eigenen Horoskops. In der Mythologie finden sich an dem „Graben" der sterbende und wiedergeborene Gott, der Korngott, der Sonnengott, die Tarot-Karte „Der Gehängte" und vieles mehr.

Die beiden typischen Drogen, die für den Übergang über den „Graben" benutzt werden können, sind LSD und Mescalin. Allerdings können diese Drogen – wie auch jede Therapie – zu der Begegnung mit dem eigenen Schatten führen, was dann als „Horrortrip" erlebt werden kann. Diese Begegnung ist jedoch ein notwendiger Teil der Selbstfindung und der Heilung. Es empfiehlt sich, hier einen sachkundigen Begleiter zu haben, der die Erlebnisse dessen, der diese Drogen eingenommen hat, lenken kann.

Die Wahrnehmung an diesem Übergang sind schlichte, farbige, von innen her leuchtende, oft symbolische Bilder mit scharfen Konturen, die sich ständig verwandeln. Das ist ein sehr markantes Erlebnis, das man auch auf Traumreisen zu der eigenen Seele oder in der Meditation haben kann.

Seele: 1. die Seele selber

Das Erlebnis der eigenen Seele, also die Begegnung mit dem, was sich in dem eigenen derzeitigen Leib inkarniert hat, ist eins der wichtigsten Erlebnisse überhaupt. Diese Begegnung kann durch verschiedene Arten von Traumreisen und durch Rückführungen in die Zeit vor der eigenen Zeugung erreicht werden. In der Meditation findet sich hier die Herzmeditation. Auch die meisten Einweihungen, Mysterien, Sonnen-Rituale und Sonnentänze haben dieses Ziel.

Es gibt eine ganze Reihe von Drogen, die dieses Erlebnis hervorrufen können, aber nicht notwendigerweise zu diesem Erlebnis führen, da Drogen ohne traditionellen Rahmen nicht sehr spezifisch wirken. Diese Drogen sind: LSD, Ayahuasca, Calumbi, Peyote (Mescalin), Echinopsis-Kakteen, Psilocybin, Rohrglanzgras, Steppenraute, DMT und Himmelblaue Prunkwinde.

Die Wahrnehmung ist auch hier sehr markant: farbige, von innen her leuchtende und sehr klare, unbewegte Bilder oder Symbole, die eine große und sehr berührende Tiefe haben.

Seele: 2. Karma

In diesem Bereich werden die Erlebnisse des letzten Lebens nach dem Tod verarbeitet und das nächste Leben vor der Zeugung und Geburt vorbereitet. Man sollte jedoch erst dann von der Reinkarnation als einer Realität ausgehen, wenn man genügend Beweise für sie gefunden hat. Man kann diesen Bereich am ehesten mit Traumreisen erreichen.

Es sind keine Drogen bekannt, die in diesen Bereich führen.

Das Erlebnis in diesem Bereich ist ein „Durchgewalkt-werden".

Seele: 3. Akasha-Chronik

„Akasha-Chronik" ist einer der vielen Begriffe für das Gedächtnis der Seele, in dem die Erinnerung an alle ihre früheren Leben zu finden sind. Andere Namen für diesen Bereich sind „Lebens-Buch", „Schicksals-Buch", „Gemeinschaft" und dergleichen mehr. Man kann auch diesen Bereich am ehesten mit Traumreisen erreichen. Hier kann man sich frühere Leben anschauen – wobei man sorgfältig prüfen sollte, bevor man das Gesehene wirklich als Erinnerungen an frühere Leben einordnet.

Eine Droge hat eine Verbindung zu diesem Bereich: die Hawaiianische Holzrose – vor allem in Kombination mit der klaren Absicht, in diesen Bereich zu gelangen. Auch die Kombination von Hanf mit Meditation kann in diesen Bereich führen – natürlich auch Traumreisen ohne Hanf.

Das Erlebnis in diesem Bereich ist die Durchsichtigkeit aller Dinge, d.h. man kann alles sehen und erkennen. Es gibt in diesem Zustand keine Grenzen für die Wahrnehmung mehr – was recht gewöhnungsbedürftig ist, da man sich hier z.B. auch den Rest seines eigenen Lebens einschließlich seines Todestages ansehen kann. Dies ist der Ort, an den Seher und Seherinnen gehen.

Übergang: Abgrund

Dies ist der Übergang zwischen dem Abgegrenztem (Seele) und dem Abgrenzungslosen (Gottheiten).

Bei den Meditationen finden sich hier die Traumreise zum Abgrund und die Mandala-Meditationen. Die dazugehörigen Rituale sind einige fortgeschrittenen Mysterien-Kulte und Einweihungen.

Bei den Drogen gibt es lediglich den Azteken-Salbei, der zu dem Erlebnis der Auflösung jeglicher Form führen kann. Man kann den Azteken-Salbei rauchen, aber man kann ihn auch ganz einfach auf einer Traumreise besuchen und sich von dem Salbei-Elf führen lassen. Das klingt möglicherweise nach reichlich Fantasie, aber das Erlebnis selber ist etwas, was einen sehr tief berühren kann.

Hier am „Himmelstor" nimmt man ein Auflösen aller festen Formen wahr, einen Sprung in die Leere, eine Auflösung des Waldweges, auf dem man geht und der auf einmal zu der grenzenlosen Dunkelheit zwischen den Sternen wird.

Kollektives Unterbewusstsein: 1. Kontinuum

Dies ist der abgrenzungslose Bereich der Götter und der Mythen. In diesem Bereich sind Buddha zufolge die Erleuchteten, da er sagt, dass man sie an ihrem grenzenlosen Gleichmut, ihrem grenzenlosen Mitgefühl, ihrer grenzenlosen Liebe und ihrer grenzenlosen Freude erkennen kann. Dieses „grenzenlos" ist eben die Abgrenzungslosigkeit dieses Bereiches.

In diesen Bereich kann man in der Meditation durch rückhaltloses Loslassen, durch das Erwecken des Scheitelchakras und durch das Aufsteigen der Kundalini gelangen. Die erwachte Kundalini ist der freie Fluss der Lebenskraft im eigenen Körper – daher öffnet sie bei ihrem Aufsteigen auch die vier Tore auf den vier Übergängen auf dem Lebensbaum. In diesem abgrenzungslosen Bereich begegnet man auch der eigenen Clan-Gottheit, von deren „Meer" die eigene Seele ein „Tropfen" ist.

Hilfreiche Drogen auf dem Weg in diesen Bereich sind der Azteken-Salbei sowie Hanf in Kombination mit Gift-Lattich.

Die Wahrnehmung besteht hier aus Konturen im Licht.

Kollektives Unterbewusstsein: 2. Ur-Geborgenheit

Hier finden sich die grundlegenden Zusammenhänge, Verbindungen, Wechselwirkungen, Strukturen, Naturgesetze, spirtuell-magische Prinzipien und die Verhältnisse zwischen den einzelnen Gottheiten.

In der Meditation gibt es nur die Traumreise zu diesem Bereich als Hilfsmittel.

Bei den Ritualen helfen Schwitzhütten und die Anrufung der Großen Mutter dabei, hierher zu gelangen.

Das Erlebnis ist hier eine vollkommene Geborgenheit, eine Verwandtschaft mit allen und allem und das Gefühl einer allumfassenden Familie. Möglicherweise klingt das ein wenig kitschig, aber das Erlebnis selber ist wie eine Heimkehr nach einer langen Wanderung, auf der man diese Heimat ganz vergessen hatte.

Bei den Drogen ist es wieder der Azteken-Salbei, der hierhin führen kann, doch am genauesten entspricht das Erlebnis von Ecstasy dem, wie man sich hier fühlt. Bildlich gesprochen ist dies die Heimkehr zur Mutter, das Land in dem Milch und Honig fließen und das Schlaraffenland. Auch die meisten Ritualtränke haben zumindest die Symbolik dieses Bereiches.

Die Wahrnehmung besteht hier aus strukturierten Konturen im Licht.

Kollektives Unterbewusstsein: 3. Essenz

Hier findet sich der hemmungslose, ungehinderte Selbstausdruck. In der physikalischen Kosmologie ist die das inflationäre Weltall direkt nach dem Urknall. In diesen Bereich können Traumreisen und die Einsgerichtetheit führen.

Auch hier ist es wieder der Azteken-Salbei, der die Tür zu diesem Erlebnis öffnen kann.

Man nimmt diesen Bereich als einen Lichtsturm wahr: Wolken aus weißem Licht, die sich heftig bewegen.

Übergang: Schöpfung

Dieser Übergang zwischen Gottheiten und Gott löst die letzten Formen auf. In der physikalischen Kosmologie ist dies der Urknall – in der Religion ist dies Gottes Schöpfungsimpuls.

Man kann durch die Einsgerichtetheit und durch Traumreisen hierher gelangen sowie durch die aufsteigende Kundalini.

Möglicherweise kann der Azteken-Salbei auch hier helfen.

Einheit: Gott

Dies ist der Anfang, der Ursprung, die Einheit, Gott, das allumfassende Bewusstsein, Nirvana, Samadhi, Satori, Tao …

In der Meditation kann man durch Traumreisen, die innere Stille und die völlige Hingabe an den Einen Gott in diesen Bereich gelangen.

Die einzige Droge, die hier noch helfen kann, ist wieder der Azteken-Salbei.

Die Wahrnehmung ist hier sehr schlicht: ein vollkommen unstrukturiertes, gleißendweißes Licht oder eine vollkommen unstrukturierte glänzende Schwärze – was jedoch letztlich dasselbe ist.

- - -

In den meisten Fällen führen sowohl Meditationen als auch Drogen nur in den Bereich der Psyche und manchmal auch darüber hinaus bis zu der Seele, also zu der eigenen Mitte, was u.a. durch die farbigen, von innen her leuchtenden Bilder deutlich wird.

Das Erreichen des Bereiches der Götter oder der Einheit ist deutlich seltener, aber es kommt trotzdem manchmal sogar bei Meditations-Anfängern und Drogen-Anfängern vor.

Es ist hilfreich, solch eine Drogen/Meditation-Landkarte zu haben, doch es wäre weitaus wichtiger, dass es Drogenkundige gibt, die Ratsuchenden zeigen können, wie sie die hier beschriebenen Erlebnisse sowohl durch Meditation als auch durch Drogen erlangen können – und wie sie erkennen können, welche Methode besser zu ihnen passt.

> *Meditation, Magie, Spiritualität, Religion und Therapie sind die Suppe –*
> *die eventuell mit Drogen gewürzt werden kann.*

12. Wege

H

Es gibt jetzt also die Skizze einer Drogen-Utopie, in der die Drogen hilfreich statt schädigend sind – nun gut. Aber wie bringt man das unters Volk? Was ist der nächste Schritt oder die nächsten drei Schritte auf dem Weg zu dieser Utopie?

Zunächst einmal ist klar, dass eine solche Drogen-Utopie zum einen kein Allheilmittel, sondern nur eine Verbesserung der Lage ist, und dass ihre Verwirklichung und rechtliche Verankerung in weiter Ferne liegt. Das bedeutet, dass man heute in Bezug auf eine sinnvolle Verwendung von Drogen in der Rolle eines Pioniers ist – und diese Rolle ist nicht eben einfach, wie z.B. Timothy Leary bei der Verwendung von LSD erlebt hat.

Ein grundlegendes Problem ist auch das durch die UNO 1971 initiierte generelle Verbot von Drogen (außer Alkohol und Tabak), was die ruhige Entwicklung eines mit dem Drogenkonsum verbundenen höheren Niveaus an Sachkenntnis und Effektivität weitgehend verhindert hat.

Zugegebenermaßen sind die Probleme, die Alkohol in unserer westlichen Kultur verursacht (jede dritte Gewalttat geschieht unter Alkoholeinfluss), so groß, dass Drogen zunächst einmal auch als Störung des öffentlichen Friedens erscheinen. Dabei wird jedoch nicht die sehr unterschiedliche Wirkung der verschiedenen Drogen beachtet – das Kind ist mit dem Bade ausgeschüttet worden …

In einem Weltbild, das fast ausschließlich sachlich-materiell ist und durch die Naturwissenschaften geprägt ist, haben Drogen zunächst einmal auch keinen Platz, weil sie tendenziell den kühlen Sachverstand zu trüben scheinen. Vermutlich werden Drogen in unserer Kultur erst dann wieder erlaubt und systematischer erforscht werden und eine tragfähige und hilfreiche Tradition ausbilden können, wenn das Innenleben des Menschen wieder einen genauso hohen Stellenwert wie sein äußeres Wohlbefinden erlangt hat – und idealerweise auch die Naturwissenschaften mit der Magie und der Meditation wieder zu einem einheitlichen Weltbild zusammengefügt worden sind.

Bis ein solcher allgemeiner kultureller Fortschritt erzielt worden ist, kann man entweder an Ritualen aus anderen Kulturen teilnehmen oder selber forschen und die eigenen Erfahrungen weitergeben, damit sich allmählich ein Bodensatz an Drogen-Sachkenntnis bildet, der auch öffentlich z.B. in Form von Büchern zugänglich ist.

Derzeit gibt es in unserer westlichen Zivilisation keine traditionellen Drogen-Rituale mehr – wenn man einmal von den eher destruktiven Alkohol-Besäufnissen wie dem „Koma-Trinken" absieht, die wirklich alles andere als förderlich sind. Die alten Rituale wie die Hexensalben oder der Jenseitsreise-Trank im Odin-Kult sind schon lange außer Gebrauch gekommen (und waren auch als Nahtod-Ritual sehr gefährlich) und neue Drogen-Traditionen haben sich im Westen – im Gegensatz z.B. zu dem indianischen Schwitzhütten-Ritual oder dem indischen Yoga – noch nicht wieder etabliert.

Allerdings gibt es ein reges Interesse an Drogen-Traditionen wie dem Rauchen von Hanf im Shiva-Kult und bei den Rastafari, der Verwendung von Mescalin bei den mittelamerikanischen Indianern, von Ayahuasca bei den südamerikanischen Indianern und von der Aga-Kröte allgemein in Amerika. Eine neue westliche Tradition, die in Europa und den USA fest verankert ist, ist dadurch jedoch noch nicht entstanden.

Damit eine solche Tradition entstehen kann, wird eine Vision benötigt, die durch sie angestrebt wird. Dies kann letztlich nur die Gesundheit des Menschen sein – wozu auch die Heilung der Psyche, eine lebenswerte Umwelt und eine deutlich vertiefte Selbsterkenntnis gehören. Diese neue Drogen-Tradition, in der die Drogenkundigen eine wichtige Rolle spielen werden, kann also nur als Teil der größeren Bewegung entstehen, die heute als das Streben nach Frieden, Abrüstung, Umweltschutz, Gleich-berechtigung usw. sowie nach dem Beenden der Klimaerwärmung, der Überbevölke-rung, des Artensterbens usw. bereits besteht.

Nur wenn sichtbar wird, dass ein anderer Umgang mit Drogen wirklich einen deut-lichen Vorteil bringt, kann es zu einem anderen Umgang mit Drogen kommen. Dann können sie gezielt an sinnvoller Stelle eingesetzt werden.

Wie die Schwierigkeiten mit dem Genuss von Alkohol und Tabak sowie von Opium und Heroin zeigen, ist eine einmal eingebürgerte Sucht allerdings nur sehr schwer wieder aufzulösen. Das liegt nicht nur an denen, die diese Drogen konsumieren, sondern auch daran, dass sich bei ausreichender Gewissenlosigkeit mit dem Handel mit Drogen, Waffen und Frauen sowie mit der Geldwäsche am meisten verdienen lässt. Daher benötigt die Auflösung einer Sucht nicht nur eine Heilung der Drogen-konsumenten, sondern auch eine Einschränkung der Drogenproduzenten. Wie schwer das ist, zeigt u.a. sehr deutlich das erfolglose Bemühen, den Einfluss der Waffenlobby in den USA einzudämmen und die leichte Zugänglichkeit von Waffen abzuschaffen.

Die Grundlage eines veränderten Umgangs mit Drogen ist sicherlich zum einen die Förderung der Selbsterkenntnis der Menschen und zum anderen die Erkenntnis, dass man alle Drogen-Erlebnisse auch durch Meditation u.ä. erreichen kann.

Diese Entwicklung könnte mit einer Wiederbelebung der Religionen einhergehen, wobei damit nicht gemeint ist, dass die religiösen Dogmen wieder mehr Einfluss erhalten, sondern dass die Religionen wieder vollständig auf religiösen Erlebnissen beruhen. Religion würde dadurch wieder zu einer Beschreibung von Erfahrungen werden. Religion wäre dann wieder ein „Werkzeugkasten" für spirituell-psychische Erlebnisse. Dieser lebendige Zugang zur Religion hat sich an vielen Stellen als Magie und Meditation erhalten, denn bei ihnen geht es stets darum, ob das, was man tut, auch die erwünschte Wirkung hat.

Es wird also die allgemeine Kenntnis von wirkungsvollen Meditationen, von alltags-tauglicher Magie und von heilsamen religiösen Ritualen gebraucht. In einem solchen Rahmen können auch die Drogen wieder ganz gezielt wie psychisch wirksame Medikamente verwendet werden.

Die vier zentralen Meditationen bzw. Rituale (die den vier Übergängen entsprechen) könnten sein:

1. die Schwitzhütte, die hilft, das Urvertrauen wiederzufinden (das Ritual des „Mond-Tores" an der „Schwelle"),

2. die Traumreise zur eigenen Seele, da es nichts anderes gibt, das die Selbst-erkenntnis und die Selbsttreue so sehr fördert wie dieses Erlebnis (das Ritual des „Sonnen-Tores" am „Graben"),

3. die Anrufung der eigenen Clan-Gottheit (die „Meditation am Saturn-Tor" am „Abgrund"), und

4. da Erlernen der Einsgerichtetheit (die Meditation am „Pluto-Tor" an dem „Schöpfung-Übergang").

Natürlich sind auch diese Meditationen und Rituale keine Allheilmittel, aber sie können eine große Hilfe sein. So es durchaus schon vorgekommen, dass eine Ketten-raucherin nach der Teilnahme an einer Schwitzhütte nie mehr geraucht hat, weil sie dort das Urvertrauen und die Geborgenheit wiedergefunden hat, nach der sie immer gesucht hat. Solche Erfolge setzen natürlich wiederum fähige Schwitzhütten-Leiter voraus.

Es gibt noch einen weiteren Aspekt, der eine wichtige Rolle spielt. Ein Ritual, das oft durchgeführt wird, erzeugt eine Art „Kraftfeld", das manchmal „morphogenetisches Feld" genannt wird. Solch ein „Kraftfeld" kann man z.B. auch spüren, wenn man an einer Familienaufstellung teilnimmt. Bei dieser Therapieform führt dieses „Kraftfeld" zu einer Art von „kollektiver Telepathie", die bewirkt, dass die Teilnehmer ständig Dinge tun und sagen, die sie überhaupt nicht wissen können. So kann es z.B. sein, dass ein Teilnehmer bei der Aufstellung den verstorbenen Großvater des Ratsuchenden verkörpert und sich dann – ohne dass er irgendetwas über diesen Großvater wußte – genau wie dieser Großvater sehr cholerisch ist und auf dem linken Bein hinkt.

Diese „Kraftfelder" sind natürlich keine physischen Kraftfelder, sondern Ansammlungen von Lebenskraft.

Das „Kraftfeld" eines traditionellen Rituals lenkt die Wirkungen der Drogen, die während dieses Rituals genommen werden, in eine konstruktive Richtung.

Generell bewirken Drogen schnelle und intensive Erlebnisse, aber sie haben oft auch Nebenwirkungen und Nachwirkungen. Meditation, Rituale u.ä. sind zunächst einmal etwas mühsamer, aber führen letztlich zu einem zuverlässigen und beständigen Zugriff auf die erwünschten Bewusstseinszustände.

Zudem schalten die meisten Drogen die Wahrnehmung der Probleme nur vorübergehend aus, aber heilen sie in den meisten Fällen nicht – sie können aber die Heilung, die von einem Drogenkundigen oder Therapeuten angeleitet wird, erleichtern.

- - -

Es gibt auch noch vieles zu entdecken, das noch nicht erforscht worden ist – insbesondere die Kombination von Meditation und Drogen – durch die diese Drogen nach und nach zu Entheogenen werden können.

Die Wirkungen der folgenden Kombinationen von meditativen oder magischen Methoden mit Drogen sind vermutlich individuell recht verschieden. Bei den meisten von ihnen gibt es noch keine umfangreichen Erfahrungs-Sammlungen, die solide begründete allgemeine Aussagen ermöglichen würden. Es handelt sich bei dem Folgenden also zum Teil noch um experimentelle Kombinationen von Meditationen und Drogen.

- **Hellsehen und Hanf**: Die Übungen in der Magie, die das Hellsehen fördern, also die Wahrnehmung der Lebenskraft und sekundär auch der inneren Bilder, können vermutlich mit Hanf-Erlebnissen kombiniert werden – zumindest spricht der regelmäßige Gebrauch von Hanf durch die indischen Sadhus für diese Vermutung.

- **Kundalini und Hanf**: Ob Hanf generell auf die Kundalini wirkt und sie erweckt, ist fraglich. Da jedoch zum einen Hanf die Wahrnehmung der Lebenskraft fördert und zum anderen die Kundalini der Fluss der Lebenskraft im eigenen Körper ist, sollte Hanf zwar nicht unbedingt allen Menschen, aber doch einem Teil der Menschen helfen können, Kontakt zur Kundalini zu erhalten und sie in sich zu erwecken.

- **Schwitzhütten und Hanf**: Schwitzhütten funktionieren auch ohne Drogen und sind auch ohne sie sehr wirksam. Da die Skythen und die Perser (zwei indogermanische Völker) jedoch in der Schwitzhütte Hanfsamen geräuchert haben, scheint die Kombination von Hanf und Schwitzhütte zu funktionieren. Da Hanf die Wahrnehmung der Lebenskraft fördert und man in der Schwitzhütte mehrere Lebenskraft-Wesen (Gottheiten, Tiergeister u.a.) herbeiruft und auch die Lebenskraft lenkt, klingt die Verwendung von Cannabis in Schwitzhütten recht plausibel.

- **Anrufungen/Beschwörungen und Hanf**: Da Cannabis generell die (optische) Wahrnehmung der Lebenskraft fördert, könnte diese Droge auch bei diesen beiden magischen Methoden hilfreich sein.

- **Familienaufstellungen und Ahnen-Drogen**: Die vielen verschiedenen Drogen, die vor allem über luzide Träume den Kontakt zu den Ahnen herstellen, sollten sich eigentlich erfolgreich mit einer Familienaufstellung kombinieren lassen können. Es könnte sein, dass Hanf auch hier hilfreich sein kann. Allerdings funktionieren Familienaufstellungen auch ohne Drogen sehr gut – und man ist bei den Familienaufstellungen wach, während man bei den Ahnen-Träumen stattdessen schläft …

- **Luzide Träume und Traumkräuter**: Eigentlich sollte es möglich sein, magisch-meditative Methoden des Erlangens von luziden Träumen mit den passenden Drogen zu kombinieren.

-   **Astralreise und Hexensalbe**: Ist die Anwendung einer Hexensalbe oder eines der vielen giftigen Astralreisen-induzierenden Nahtod-Kräuter effektiver, wenn man gleichzeitig Astralreise-Übungen wie Entspannungsübungen und ähnliches durchführt? Eigentlich müsste es zu diesem Thema einiges an Sachkenntnis geben, aber es ist fraglich, ob sich diese Sachkenntnis bereits in irgendeinem Buch befindet.

-   **Schatten und LSD**: Von LSD ist bekannt, dass diese Droge manchmal einen „Horrortrip" verursacht, der mit einiger Wahrscheinlichkeit eine Begegnung mit dem eigenen Schatten ist. Es ist allerdings zum einen unklar, ob irgendjemand freiwillig einen Horrortrip anstrebt, um seinen eigenen Schatten kennenzulernen, und zum anderen ist ebenfalls unklar, ob ein solcher Horrortrip dafür geeignet sein kann, den eigenen Schatten anzunehmen und zu integrieren.

-   **Seele und LSD**: Die Effektivität von LSD, Mescalin, Psilocybin, Ayahuasca u.ä. Drogen zur Unterstützung der Suche nach dem Kontakt mit der eigenen Seele ist sicherlich in einem traditionellen Rahmen am größten, da dort die Wirkung dieser Drogen in die erwünschte Richtung kanalisiert wird. Eigentlich sollte auch die „Freistil-Kombination" z.B. von LSD und einer Traumreise zur eigenen Mitte funktionieren können – aber ob das tatsächlich so ist oder ob es Effekte gibt, die das teilweise oder ganz verhindern, lässt sich nur schwer sagen. Möglicherweise ist es auch sinnvoller, erst eine Traumreise zur eigenen Mitte zu machen und dann anschließend, während man klar auf die eigene Seele ausgerichtet ist, LSD zu nehmen.

-   **Erweiterte Wahrnehmung und LSA**: Das LSA in der Hawaiianische Holzrose öffnet möglicherweise den Zugang zu dem Bereich, in dem man Informationen direkt wahrnehmen kann („souveräne Telepathie"). Vielleicht sollte man jedoch erst einmal Traumreisen in diesen Bereich durchführen und erst anschließend dasselbe mit einer Droge versuchen.

-   **Götter und Azteken-Salbei**: Der Zustand, der durch den Azteken-Salbei erreicht wird, entspricht der Abgrenzungslosigkeit, die man auch bei der Begegnung mit Göttern in der Meditation oder im Ritual erleben kann. Beide Arten von Erlebnis fördern sich zwar gegenseitig – ob eine Kombination von beidem sinnvoll ist, ist jedoch vorerst noch fraglich.

- **Traumreisen und Drogen**: Die Erlebnisse, die man mit Drogen haben kann, kann man teilweise auch erreichen, indem man eine Traumreise zu der betreffenden Droge unternimmt. Die Erfolge dieser Methode sind zum Teil verblüffend – und sie sind zudem legal, kostenfrei und ungefährlich.

Eine ausführlichere Betrachtung des Zusammenhanges zwischen Meditation/Magie sowie der Kabbala auf der einen Seite und den Drogen auf der anderen Seite findet sich in: Harry Eilenstein – „Drogen-Kabbala für Anfänger".

Das Ziel ist letztlich Selbsttreue, Selbstausdruck und daher auch Glück – das sollte man bei dem Gebrauch von Drogen nie aus den Augen verlieren.

Bücher von Harry Eilenstein

Magie für Anfänger
- Telepathie für Anfänger (60 S.)
- Telepathie für Fortgeschrittene (52 S.)
- Telekinese für Anfänger (52 S.)
- Analogien für Anfänger (56 S.)
- Omen und Orakel für Anfänger (52 S.)
- Lebenskraft für Anfänger (60 S.)
- Meditation für Anfänger (56 S.)
- Kundalini für Anfänger (100 S.)
- Hypnose für Anfänger (56 S.)
- Kampfmagie für Anfänger (172 S.)
- Auto-Movement für Anfänger (56 S.)
- Chakra-Magie für Anfänger (148 S.)
- Astralreisen für Anfänger (56 S.)
- Astrologie für Anfänger (120 S.)
- Astrologische Quadrate für Fortgeschrittene (72 S.)
- Partnerhoroskope für Anfänger (100 S.)
- Silberschnüre für Anfänger (52 S.)
- Zaubersprüche für Anfänger (60 S.)
- Ritual-Magie für Anfänger (56 S.)
- Mandalas für Anfänger (68 S.)
- Geldzauber für Anfänger (56 S.)
- Liebeszauber für Anfänger (52 S.)
- Invokationen für Anfänger (52 S.)
- Evokationen für Anfänger (60 S.)
- Geister für Anfänger (52 S.)
- Elfen für Anfänger (56 S.)
- Magie-Forschung für Anfänger (140 S.)
- Magie-Romantik für Anfänger (60 S.)
- Selbsterkenntnis für Anfänger (52 S.)
- Einweihungen für Anfänger (60 S.)
- Drogen-Kabbala für Anfänger (216 S.)
- Zahlensymbolik für Anfänger (60 S.)
- Die Sprache des Mondes – für Anfänger (116 S.)
- Zaubergesänge für Anfänger (100 S.)
- Zukunftschau für Anfänger (60 S.)
- Schamanismus für Anfänger (52 S.)
- Schwitzhütten für Anfänger (52 S.)
- Magische Gegenstände für Anfänger (68 S.)
- Übertragungen für Anfänger (68 S.)
- Zaubertränke für Anfänger (64 S.)
- Magie-Gesten für Anfänger (252 S.)
- Da'ath-Magie für Anfänger (64 S.)
- Magie-Heilungen für Anfänger (68 S.)
- Kornkreise für Anfänger (348 S.)
- Feng Shui für Anfänger (96 S.)
- Tao für Anfänger (112 S.)
- Magie für Anfänger – Sammelband   I (696 S.)
- Magie für Anfänger – Sammelband   II (664 S.)
- Magie für Anfänger – Sammelband III (580 S.)
- Magie für Anfänger – Sammelband IV (700 S.)
- Magie für Anfänger – Sammelband   V (676 S.)
- Magie für Anfänger – Sammelband VI (640 S.)

Magie
- Handbuch für Zauberlehrlinge (408 S.)
- Wie man das Pentagramm-Ritual zum Leben erweckt (308 S.)
- Tarot (104 S.)
- Physik und Magie (184 S.)
- Die Synthese von Physik und Magie (200S.)
- Die Magie-Formel (156 S.)
- Schwarze Löcher in der Magie (56 S.)
- Krafttiere – Tiergöttinnen – Tiertänze (112 S.)
- Schwitzhütten (524 S.)
- Mythen und Magie der Harfe (116 S.)
- Drei Adeptus Major Rituale (192 S.)
- Drei Adeptus Exemptus Rituale (120 S.)
- Zwei Infans Abyssi Rituale (128 S.)

Traumreisen
- Traumreisen zu Heilpflanzen (700 S.)
- Traumreisen zum kabbalistischen Lebensbaum (132 S.)

Meditation
- Der Lebenskraftkörper (230 S.)
- Die Chakren (100 S.)
- Das Chakren-System mit den Nebenchakren (296 S.)
- Organe und Chakren (64 S.)
- Die platonischen Körper in den Chakren (156 S.)
- Meditation (140 S.)
- Drachenfeuer (124 S.)
- Kundalini I (676 S.)
- Kundalini II (672 S.)
- Reinkarnation (156 S.)
- einsgerichtet (140 S.)

Astrologie
- Astrologie (496 S.)
- Photo-Astrologie (428 S.)
- Die astrologischen Aspekte (88 S.)
- Horoskop und Seele (120 S.)

Kabbala
- Kursus der praktischen Kabbala (150 S.)
- Eltern der Erde (450 S.)
- Blüten des Lebensbaumes:
    1. Die Struktur des kabbalistischen Lebensbaumes (370 S.)
    2. Der kabbalistische Lebensbaum als Forschungshilfsmittel (580 S.)
    3. Der kabbalistische Lebensbaum als spirituelle Landkarte (520 S.)
- Logik und Wirkung der Analogie (700 S.)

Eilenstein, Frater V.D., Knecht, Büdenbender
- Magie heute – Berichte aus der Praxis (288 S.)

Büdenbender, Eilenstein
- Chaos, Alk und Magic (436 S.)

Germanen

1. Die Entwicklung der germanischen Religion (556S.)
2. Lexikon der germanischen Religion (576S.)
3. Der ursprüngliche Göttervater Tyr (584S.)
4. Tyr in der Unterwelt: der Schmied Wieland (228S.)
5. Tyr in der Unterwelt: der Riesenkönig 1 (448S.)
6. Tyr in der Unterwelt: der Riesenkönig 2 (452S.)
7. Tyr in der Unterwelt: der Zwergenkönig (304S.)
8. Der Himmelswächter Heimdall (140S.)
9. Der Sommergott Baldur (228S.)
10. Der Meeresgott: Ägir, Hler und Njörd (176S.)
11. Der Eibengott Ullr (148S.)
12. Die Zwillingsgötter Alcis (292S.)
13. Der neue Göttervater Odin 1 (672S.)
14. Der neue Göttervater Odin 2 (160S.)
15. Der Fruchtbarkeitsgott Freyr (320S.)
16. Der Chaos-Gott Loki (608S.)
17. Der Donnergott Thor (600S.)
18. Der Priestergott Hönir (76S.)
19. Die Göttersöhne (204S.)
20. Die unbekannteren Götter (248S.)
21. Die Göttermutter Frigg (220S.)
22. Die Liebesgöttin: Freya und Menglöd (424S.)
23. Die Erdgöttinnen (212S.)
24. Die Korngöttin Sif (104S.)
25. Die Apfel-Göttin Idun (144S.)
26. Die Hügelgrab-Jenseitsgöttin Hel (288S.)
27. Die Meeres-Jenseitsgöttin Ran (112S.)
28. Die unbekannteren Jenseitsgöttinnen (384S.)
29. Die unbekannteren Göttinnen (308S.)
30. Die Nornen (328S.)
31. Die Walküren (636S.)
32. Die Zwerge (424S.)
33. Der Urriese Ymir (220S.)
34. Die Riesen (384S.)
35. Die Riesinnen (368S.)
36. Mythologische Wesen (280S.)
37. Mythologische Priester und Priesterinnen (220S.)
38. Sigurd/Siegfried (672S.)
39. Helden und Göttersöhne (628S.)
40. Die Symbolik der Vögel und Insekten (496S.)
41. Die Symbolik der Schlangen, Drachen und Ungeheuer (616S.)
42.a Die Symbolik der Herdentiere 1 (448S.)
42.b Die Symbolik der Herdentiere 2 (304S.)
43. Die Symbolik der Raubtiere (372S.)
44. Die Symbolik der Wassertiere und sonstigen Tiere (164S.)
45. Die Symbolik der Pflanzen (192S.)
46. Die Symbolik der Farben (124S.)
47. Die Symbolik der Zahlen (640S.)
48. Die Symbolik von Sonne, Mond und Sternen (596S.)
49.a Das Jenseits 1 – Das Hügelgrab (428S.)
49.b Das Jenseits 2 – Der Jenseitsweg (484S.)
50. Astralreise, Seelenvogel, Utiseta und Einweihung (420S.)
51. Wiederzeugung und Wiedergeburt (476S.)
52. Elemente der Kosmologie (412S.)
53. Der Weltenbaum (324S.)
54. Die Symbolik der Himmelsrichtungen und der Jahreszeiten (276S.)
55.a Mythologische Motive 1 – Aufbau (492S.)
55.b Mythologische Motive 2 – Vorgänge (480S.)
56. Der Tempel (397S.)
57. Die Einrichtung des Tempels (696S.)
58. Priesterin – Seherin – Zauberin – Hexe (428S.)
59. Priester – Seher – Zauberer (300S.)
60. Rituelle Kleidung und Schmuck (140S.)
61. Skalden und Skaldinnen (92S.)
62. Kriegerinnen und Ekstase-Krieger (224S.)
63. Die Symbolik der Körperteile (340S.)
64.a Magie und Ritual 1 – Magie (608S.)
64.b Magie und Ritual 2 – Kult (592S.)
64.c Magie und Ritual 3 – Heilung (192S.)
65. Gestaltwandler (316S.)
66.a Magische Angriffs-Waffen (660S.)
66.b Magische Verteidigungs-Waffen (328S.)
67. Magische Werkzeuge und Gegenstände (348S.)
68. Zaubersprüche (340S.)
69. Göttermet (416S.)
70. Zaubertränke (72S.)
71. Träume, Omen und Orakel (284S.)
72. Runen (252S.)
73. Sozial-religiöse Rituale (328S.)
74. Weisheiten und Sprichworte (540S.)
75. Kenningar (664S.)
76. Rätsel (160S.)
77. Die vollständige Edda des Snorri Sturluson (512S.)
78. Frühe Skaldenlieder (224S.)
79.a Mythologische Sagas 1 (488S.)
79.b Mythologische Sagas 2 (372S.)
80. Hymnen an die germanischen Götter (684S.)

nicht Teil der Germanen-Reihe:

- Odin (300 S.)

Kelten

- Cernunnos (690 S.)
- Taliesin (228 S.)
- Der Kessel von Gundestrup (220 S.)
- Der Chiemsee-Kessel (76)

Inder

- Dakini (80 S.)
- Vajra (76 S.)

Griechen

- Pan (336 S.)
- Poseidon (668 S.)

die „Anfänger"-Reihe

- The Synthesis of Physics and Magic (192 p.)
- Telepathy for Beginners (60 p.)
- Telepathy for Advanced Learners (52 p.)
- Telekinesis for Beginners (56 p.)
- Life Force for Beginners (76 p.)
- Kundalini for Beginners (104 p.)
- Astral Projection for Beginners (60 p.)
- Meditation for Beginners (60 p.)
- Prophecy for Beginners (60 p.)
- Ritual Magic for Beginners (64 p.)
- Magic Chant for Beginners (108 p.)
- Invocations for Beginners (52 p.)
- Evocations for Beginners (62 p.)
- Auto-Movement for Beginners (60 p.)
- Elves for Beginners (56 p.)
- Hypnosis for Beginners (56 p.)
- Love Magic for Beginners (52 p.)
- Money Magic for Beginners (60 p.)
- Magic Objects for Beginners (64 p.)
- Shamanism for Beginners (52 p.)
- Chakra-Magic for Beginners (148 p.)
- Language of the Moon – for Beginners (128 p.)
- Self Knowledge for Beginners (60 p.)
- Da'ath-Magic for Beginners (64 p.)
- Astrology for Beginners (112 p.)
- Number Symbolism for Beginners (64 p.)
- Mandalas for Beginners (76 p.)
- Crop Circles for Beginners (344 p.)
- Feng Shui for Beginners (96 p.)
- Magic Research for Beginners (140 p.)
- Magic for Beginners – Anthology I (636 p.)
- Magic for Beginners – Anthology II (616 p.)
- Magic for Beginners – Anthology III (684 p.)
- Magic for Beginners – Anthology IV (580 p.)

Eilenstein, Frater V.D., Knecht, Büdenbender

- Living Magic (261 S.) (= „Magie heute")

sonstige englische Ausgaben
- The Biography of the Devil (140 S.)
- The Synthesis of Physics and Magic (192 S.)
- The Chakra-System with the Minor Chakras (304 S.)